全国中医药行业高等教育“十二五”规划教材
全国高等中医药院校规划教材（第九版）
配套教学用书

组织学与胚胎学练习教程

（供中医学、中西医临床医学、针灸学、推拿学、护理学等专业用）

主　编　刘黎青（山东中医药大学）
副主编　徐维蓉（上海中医药大学）
周忠光（黑龙江中医药大学）
赵爱明（湖南中医药大学）
葛钢锋（浙江中医药大学）

中国中医药出版社
·北　京·

图书在版编目（CIP）数据

组织学与胚胎学练习教程/刘黎青主编．—北京：中国中医药出版社，2015.9
全国中医药行业高等教育“十二五”规划教材配套教学用书
ISBN 978－7－5132－2349－2

Ⅰ.①组…　Ⅱ.①刘…　Ⅲ.①人体组织学－高等学校－教学参考资料②人体胚胎学－高等学校－教学参考资料Ⅳ.①R32

中国版本图书馆 CIP 数据核字（2015）第 012854 号

中 国 中 医 药 出 版 社 出 版
北京市朝阳区北三环东路 28 号易亨大厦 16 层
邮政编码　100013
传真　010 64405750
北京时代华都印刷有限公司印刷
各地新华书店经销
*
开本 787×1092　1/16　印张 11.5　字数 250 千字
2015 年 9 月第 1 版　2015 年 9 月第 1 次印刷
书　号　ISBN 978－7－5132－2349－2
*
定价　20.00 元
网址　www.cptcm.com

社长热线　010 64405720
购书热线　010 64065415　010 64065413
微信服务号　zgzyycbs
书店网址　csln.net/qksd/
官方微博　http://e.weibo.com/cptcm
淘宝天猫网址　http://zgzyycbs.tmall.com

全国中医药行业高等教育“十二五”规划教材
全国高等中医药院校规划教材（第九版）
专家指导委员会

全国中医药行业高等教育“十二五”规划教材
全国高等中医药院校规划教材(第九版)
配套教学用书

《组织学与胚胎学练习教程》编委会

主　编　刘黎青（山东中医药大学）
副主编　徐维蓉（上海中医药大学）
　　　　周忠光（黑龙江中医药大学）
　　　　赵爱明（湖南中医药大学）
　　　　葛钢锋（浙江中医药大学）
编　委　（以姓氏笔画为序）
　　　　王　旭（辽宁中医药大学）
　　　　王　琦（河南中医学院）
　　　　王　媛（山东中医药大学）
　　　　王春艳（承德医学院）
　　　　刘　斌（黑龙江中医药大学佳木斯学院）
　　　　刘　霞（贵阳中医学院）
　　　　刘向国（安徽中医药大学）
　　　　刘建春（山西中医学院）
　　　　刘爱军（广州中医药大学）
　　　　许瑞娜（湖北中医药大学）
　　　　杨　岚（成都中医药大学）
　　　　杨恩彬（云南中医学院）
　　　　何才姑（福建中医药大学）
　　　　何国珍（广西中医药大学）
　　　　陈彦文（甘肃中医药大学）
　　　　赵海军（山东中医药大学）
　　　　赵舒武（天津中医药大学）
　　　　高书亮（江西中医药大学）

前 言

“全国中医药行业高等教育‘十二五’规划教材”（以下简称：“十二五”行规教材）是为贯彻落实《国家中长期教育改革和发展规划纲要（2010—2020）》《教育部关于“十二五”普通高等教育本科教材建设的若干意见》和《中医药事业发展“十二五”规划》的精神，依据行业人才培养和需求，以及全国各高等中医药院校教育教学改革新发展，在国家中医药管理局人事教育司的主持下，由国家中医药管理局教材办公室、全国中医药高等教育学会教材建设研究会，采用“政府指导，学会主办，院校联办，出版社协办”的运作机制，在总结历版中医药行业教材的成功经验，特别是新世纪全国高等中医药院校规划教材成功经验的基础上，统一规划、统一设计、全国公开招标、专家委员会严格遴选主编、各院校专家积极参与编写的行业规划教材。鉴于由中医药行业主管部门主持编写的“全国高等中医药院校教材”（六版以前称“统编教材”），进入2000年后，已陆续出版第七版、第八版行规教材，故本套“十二五”行规教材为第九版。

本套教材坚持以育人为本，重视发挥教材在人才培养中的基础性作用，充分展现我国中医药教育、医疗、保健、科研、产业、文化等方面取得的新成就，力争成为符合教育规律和中医药人才成长规律，并具有科学性、先进性、适用性的优秀教材。

本套教材具有以下主要特色：

1. 坚持采用“政府指导，学会主办，院校联办，出版社协办”的运作机制

2001年，在规划全国中医药行业高等教育“十五”规划教材时，国家中医药管理局制定了“政府指导，学会主办，院校联办，出版社协办”的运作机制。经过两版教材的实践，证明该运作机制科学、合理、高效，符合新时期教育部关于高等教育教材建设的精神，是适应新形势下高水平中医药人才培养的教材建设机制，能够有效解决中医药事业人才培养日益紧迫的需求。因此，本套教材坚持采用这个运作机制。

2. 整体规划，优化结构，强化特色

“‘十二五’行规教材”，对高等中医药院校3个层次（研究生、七年制、五年制）、多个专业（全覆盖目前各中医药院校所设置专业）的必修课程进行了全面规划。在数量上较“十五”（第七版）、“十一五”（第八版）明显增加，专业门类齐全，能满足各院校教学需求。特别是在“十五”“十一五”优秀教材基础上，进一步优化教材结构，强化特色，重点建设主干基础课程、专业核心课程，增加实验实践类教材，推出部分数字化教材。

3. 公开招标，专家评议，健全主编遴选制度

本套教材坚持公开招标、公平竞争、公正遴选主编的原则。国家中医药管理局教材办公室和全国中医药高等教育学会教材建设研究会，制订了主编遴选评分标准，排除各种可能影响公正的因素。经过专家评审委员会严格评议，遴选出一批教学名师、教学一线资深教师担任主编。实行主编负责制，强化主编在教材中的责任感和使命感，为教材质量提供保证。

4. 进一步发挥高等中医药院校在教材建设中的主体作用

各高等中医药院校既是教材编写的主体，又是教材的主要使用单位。“‘十二五’行规教材”，得到各院校积极支持，教学名师、优秀学科带头人、一线优秀教师积极参加，凡被选中参编的教师都以高涨的热情、高度负责、严肃认真的态度完成了本套教材的编写任务。

5. 继续发挥教材在执业医师和职称考试中的标杆作用

我国实行中医、中西医结合执业医师资格考试认证准入制度，以及全国中医药行业职称考试制度。2004年，国家中医药管理局组织全国专家，对“十五”（第七版）中医药行业规划教材，进行了严格的审议、评估和论证，认为“十五”行业规划教材，较历版教材的质量都有显著提高，与时俱进，故决定以此作为中医、中西医结合执业医师考试和职称考试的蓝本教材。“十五”（第七版）行规教材、“十一五”（第八版）行规教材，均在2004年以后的历年上述考试中发挥了权威标杆作用。“十二五”（第九版）行业规划教材，已经并继续在行业的各种考试中发挥标杆作用。

6. 分批进行，注重质量

为保证教材质量，“十二五”行规教材采取分批启动方式。第一批于2011年4月，启动了中医学、中药学、针灸推拿学、中西医临床医学、护理学、针刀医学6个本科专业112种规划教材，于2012年陆续出版，已全面进入各院校教学中。2013年11月，启动了第二批“‘十二五’行规教材”，包括：研究生教材、中医学专业骨伤方向教材（七年制、五年制共用）、卫生事业管理类专业教材、中西医临床医学专业基础类教材、非计算机专业用计算机教材，共64种。

7. 锤炼精品，改革创新

“‘十二五’行规教材”着力提高教材质量，锤炼精品，在继承与发扬、传统与现代、理论与实践的结合上体现了中医药教材的特色；学科定位更准确，理论阐述更系统，概念表述更为规范，结构设计更为合理；教材的科学性、继承性、先进性、启发性、教学适应性较前八版有不同程度提高。同时紧密结合学科专业发展和教育教学改革，更新内容，丰富形式，不断完善，将各学科的新知识、新技术、新成果写入教材，形成“十二五”期间反映时代特点、与时俱进的教材体系，确保优质教材进课堂。为提高中医药高等教育教学质量和人才培养质量提供有力保障。同时，“十二五”行规教材还特别注重教材内容在传授知识的同时，传授获取知识和创造知识的方法。

综上所述，“十二五”行规教材由国家中医药管理局宏观指导，全国中医药高等教育学会教材建设研究会倾力主办，全国各高等中医药院校高水平专家联合编写，中国中医药出版社积极协办，整个运作机制协调有序，环环紧扣，为整套教材质量的提高提供了保障，打造“十二五”期间全国高等中医药教育的主流教材，使其成为提高中医药高等教育教学质量和人才培养质量最权威的教材体系。

“十二五”行规教材在继承的基础上进行了改革和创新，但在探索的过程中，难免有不足之处，敬请各教学单位、教学人员及广大学生在使用中发现问题及时提出，以便在重印或再版时予以修正，使教材质量不断提升。

国家中医药管理局教材办公室

全国中医药高等教育学会教材建设研究会

中国中医药出版社

2014年12月

编写说明

为适应21世纪人才培养需要，深化教材改革，注重专业配套，实施精品战略，编写高质量的教材，全国高等中医药教材建设研究会决定出版“全国中医药行业高等教育‘十二五’规划教材”，《组织学与胚胎学》即为其中之一。随着教材的出版，为方便学生的学习及对知识点的理解和掌握，编委会成员编写了与教材配套的教学用书—《组织学与胚胎学实验教程》《组织学与胚胎学练习教程》。

《组织学与胚胎学练习教程》由来自全国20所高等中医药院校、高等医药院校的专家、教授参加编写。编者们长期工作在教学第一线，具有丰富的教学经验和工作责任心。《组织学与胚胎学练习教程》是编者们多年授课、辅导、命题、阅卷等工作经验及体会凝聚提炼而成。

本配套教材的命题范围与教学大纲及规划教材的内容一致，覆盖规划教材的全部知识点，对必须掌握的基本知识、重点、难点，以不同的题型、从不同的角度反复强化，力求让学生融会贯通。为方便学生同步练习和复习，本配套教材的编写顺序与规划教材一致，共分二十章。每章测试题后均附有参考答案及解析，便于学生自我测试。测试题共有五种题型，即名词解释、填空题、单项选择题、多项选择题、问答题。

本配套教材可供高等中医药院校及高等医药院校的学生、执业医师资格考试人员、成人教育学生及其他相关人员复习和应考使用。

由于编者水平所限，不妥之处在所难免，恳请专家及广大师生批评指正，便于今后修订完善。

编者

2015年8月

目　录

第一章 绪 论

一、名词解释

1. 组织学
2. 超微结构
3. 基本组织
4. H－E 染色
5. 嗜碱性

二、填空题

1. 组织学的研究内容由________、________和________三部分组成。

2. 组织切片最常见的染色方法称________染色。其中的________属________染料，可将细胞核染为________色，其中的________属________染料，可将细胞质染为________色。

3. 石蜡切片及 H－E 染色的标本制备过程主要包括________、________、________、________、________、________、________和________等步骤。

4. 新鲜组织未固定经速冻后直接切片的方法称________法，其优点是能较好保存组织细胞中的________和________。

5. 电镜标本染色只形成________反差，电镜下成像较暗称________，成像较亮称________。

6. 光镜的最高分辨率为________；电镜约为________。

7. 免疫组织化学是基于________结合的原理，将标记物与________结合后，去寻找相应的________。

8. 细胞培养技术是基于在体外建立________环境为前提条件，刚分离培养的细胞称________，经繁殖后的细胞称________，经长期________所得的细胞群称________；采用克隆技术形成的细胞称________，细胞培养又称________实验。

9. 细胞间质是由________分泌产生的，对后者起________、________、________等作用。

10. 观察活细胞生长状况应选用________。激光共聚焦显微镜是一种________、________的新型显微镜，其光源是________。

11. 最常用的电镜有________和________，其中________适用于观察细胞内部微细结构。

12. 磨片法常用于________和________标本的制作。

三、单项选择题

1. 组织学与胚胎学的叙述中错误的是(　　)
   A. 属形态学范畴
   B. 组织学主要研究正常人体大体结构与其相关功能
   C. 胚胎学主要研究人体发生、发育规律等
   D. 均以显微镜为基本研究工具
2. 光镜分辨率极限是(　　)
   A. 0.1 ~ 0.3mm　　B. 0.2mm
   C. 0.2μm　　D. 0.2nm
3. 组织学普通染色切片标本叙述错误的是(　　)
   A. 被碱性染料着色称嗜碱性
   B. 被酸性染料着色称嗜酸性
   C. 嗜酸性呈粉红色
   D. 由酸性苏木精和碱性伊红两种染料组成，简称 H – E 染色
4. 光镜下细胞核被染成紫蓝色，胞质被染成粉红色的染色方法，称(　　)
   A. 普通染色　　B. 正染色
   C. 镀银染色　　D. 嗜银染色
5. 透射电镜观察的组织切片厚度一般为(　　)
   A. 1 ~ 2nm　　B. 5 ~ 10nm
   C. 50 ~ 100nm　　D. 100 ~ 200nm
6. 光镜观察的组织切片厚度一般为(　　)
   A. 10 ~ 50nm　　B. 50 ~ 80nm
   C. 200 ~ 500nm　　D. 5 ~ 7μm
7. 通常光镜和电镜观察的组织切片均为(　　)
   A. 普通切片　　B. 冷冻切片
   C. 固定后切片　　D. 未固定切片
8. 与苏木精发生亲和的是(　　)
   A. 细胞膜　　B. 细胞质
   C. 细胞核　　D. 细胞衣
9. 细胞培养的基本条件是(　　)
   A. 细胞活性　　B. 细胞数量
   C. 建立近似体内环境　　D. 建立无菌环境
10. 与石蜡切片相比，冰冻切片可最大程度保留(　　)
   A. 蛋白和脂类　　B. 脂类和酶
   C. 酶和糖　　D. 糖和脂类

11. 碱性染料将糖胺多糖染成紫红色的现象称( )
A. 嗜碱性 B. 嗜酸性
C. 异染性 D. 负染色
12. 检测结构与重金属结合称( )
A. 嗜碱性 B. 异染性
C. 正染色 D. 负染色
13. 细胞核被苏木精亲和着色称( )
A. 嗜碱性 B. 嗜酸性
C. 异染性 D. 负染色
14. 粗面内质网被苏木精亲和着色称( )
A. 嗜碱性 B. 嗜酸性
C. 异染性 D. 负染色
15. 重金属未与检测结构结合称( )
A. 嗜酸性 B. 异染性
C. 正染色 D. 负染色
16. 检测细胞内 DNA 或 RNA 采用( )
A. 核酸分子杂交技术 B. 组织化学技术
C. 细胞培养技术 D. 透射电镜技术
17. 研究影响细胞生长的因素( )
A. 组织化学技术 B. 细胞培养技术
C. 放射自显影术 D. 透射电镜技术
18. 观察细胞器结构( )
A. 组织化学技术 B. 细胞培养技术
C. 放射自显影术 D. 透射电镜技术
19. 研究细胞内糖含量( )
A. 组织化学技术 B. 细胞培养技术
C. 放射自显影术 D. 透射电镜技术
20. 观察细胞内药物的分布( )
A. 组织化学技术 B. 细胞培养技术
C. 放射自显影术 D. 透射电镜技术

四、多项选择题

1. 冰冻切片具有的特点是( )
A. 组织无需染色 B. 组织无需固定
C. 组织切片较薄 D. 组织内脂类易保存
E. 组织内糖类不易破坏
2. 石蜡切片标本制作中固定目的是( )
A. 防止蛋白变性、自溶 B. 增强组织弹性
C. 增加组织硬度 D. 保持组织细胞形态结构

E. 便于切片

3. 适用于组织学研究的是(　　)

A. 倒置相差显微镜
B. 偏振光显微镜
C. 暗视野显微镜
D. 激光共聚焦扫描显微镜
E. 荧光显微镜

4. 适用于组织学标本制备的方法是(　　)

A. 压片法
B. 磨片法
C. 铺片法
D. 切片法
E. 涂片法

5. 属于人体基本组织的是(　　)

A. 神经组织
B. 网状组织
C. 上皮组织
D. 结缔组织
E. 淋巴组织

6. 影响细胞培养的因素有(　　)

A. 污染
B. O_2与CO_2比例
C. 渗透压
D. 酸碱度
E. 照明强度

7. 组织化学技术可用于检测(　　)

A. 细胞内核酸定位
B. 组织内糖的分布
C. 组织内抗原的定位
D. 细胞内特殊蛋白的定位
E. 组织内酶活性强弱

8. 依据观察水平不同放射自显影术可分为(　　)

A. 整体自显影
B. 光镜自显影
C. 电镜自显影
D. 荧光自显影
E. 激光自显影

9. 具备定量分析条件的是(　　)

A. 免疫组织化学
B. 图像分析
C. 显微分光光度
D. 放射自显影
E. 透射电镜

10. 适用于激光共聚焦扫描显微镜检测的是(　　)

A. 细胞内物质转运
B. 细胞内某些离子的动态分布
C. 细胞膜电位变化
D. 细胞内某一细胞器的空间位置
E. 细胞核内染色体的切割重组

五、问答题

1. 试述光镜石蜡切片 H－E 染色标本制作的主要过程。
2. 试述组织学学习中应注意的主要事项。

参考答案

一、名词解释

1. 组织学：研究正常人体微细结构及其功能关系的学科。

2. 超微结构：指在电子显微镜下观察到的结构。

3. 基本组织：将形态、结构与功能相近似的细胞与细胞间质有机结合在一起构成组织。基本组织是构建人体的基本材料，包括上皮组织、结缔组织、肌组织和神经组织四种类型。

4. H－E染色：指苏木精和伊红染色剂组合形成的染色方法，是最常用的染色方法。

5. 嗜碱性：指组织细胞中的某一成分或结构对碱性染色剂产生较强亲和力的现象。如与碱性染料苏木精亲合后呈紫蓝色的结构为嗜碱性。

二、填空题

1. 细胞　基本组织　器官与系统
2. H－E　苏木精　碱性　紫蓝　伊红　酸性　粉红
3. 取材　固定　脱水　包埋　切片　脱蜡　染色　封片
4. 冰冻切片　脂类　酶活性
5. 黑白　电子密度高　电子密度低
6. 0.2μm　0.1～0.2nm
7. 抗原－抗体　抗体　抗原
8. 近似体内　原代培养　传代培养　传代培养　细胞系　细胞株　体外
9. 细胞　支持　营养　保护
10. 倒置显微镜　高光敏度　高分辨率　激光
11. 透射电镜　扫描电镜　透射电镜
12. 骨　牙

三、单项选择题

1. B　解释：组织学主要研究正常人体微细结构与其相关功能。
2. C　解释：通常两点间的距离小于0.2μm，光镜则无法辨认。
3. D　解释：苏木精属碱性染料，而伊红属酸性染料。
4. A　解释：又称H－E染色。
5. C　解释：过厚的切片电子不易穿透而无法获取清晰图像。
6. D　解释：以5～7μm为常用。
7. C　解释：固定是光、电镜切片标本制作的共性之处。
8. C　解释：细胞核内含大量核酸所致。
9. C　解释：最大程度实现细胞在体内、外生存条件一致。

10. B　解释：固定剂常对酶的活性、脂类的溶解影响较大，冰冻切片因无需固定故可最大程度保留酶和脂类。

11. C　解释：通常被碱性染料亲和后应呈紫蓝色。

12. C　解释：则被检测结构呈深色，未被检测结构呈浅色。

13. A　解释：因核酸的磷酸基团带负电荷，能与带正电荷的碱性染料（苏木精）结合而呈紫蓝色。

14. A　解释：因核酸的磷酸基团带负电荷，能与带正电荷的碱性染料（苏木精）结合而呈紫蓝色。

15. D　解释：则被检测结构呈浅色，未被检测结构呈深色。

16. A　解释：采用带有标记人工合成已知碱基序列的核酸片段（探针）与待测的核酸进行杂交并显示的原理。

17. C　解释：对活细胞进行观察研究。

18. D　解释：属超微结构水平的形态观察。

19. B　解释：可对细胞内某一已知物质做定量分析。

20. D　解释：常适用于药物在体内代谢分布的示踪。

四、多项选择题

1. BD　解释：石蜡切片则需固定，而固定可带来组织细胞内脂类物质的溶解。

2. AD　解释：组织硬度增加后便于切片标本的制作。

3. ABCDE　解释：均适用于组织学研究。

4. ABCDE　解释：均为组织学标本制备的方法。

5. ACD　解释：网状组织、淋巴组织均属结缔组织范畴。

6. ABCD　解释：体外培养的细胞生长不受昼夜光线或照明强度的影响。

7. ABCDE　解释：组织化学技术可检测细胞内核酸及特殊蛋白的定位，组织内糖的分布、抗原的定位及组织内酶活性强弱。

8. ABC　解释：放射自显影技术不涉及荧光、激光等技术。

9. ABCD　解释：透射电镜主要反映微细结构的形态差异。

10. ABCD　解释：染色体的切割重组常采用光电、光钳系统处理。

五、问答题

1. 试述光镜石蜡切片 H－E 染色标本制作的主要过程。

①取材，要求标本材料新鲜，组织块力求小而薄。

②固定，目的是为防止组织细胞离体后细胞发生自溶，以保持形态结构的原有状态。常用的固定剂有甲醛、乙醇等。

③脱水，目的是将固定后的组织器官内的水分，用某些化学试剂置换出来。

④包埋，目的是增强组织材料的硬度，便于切片。常用的包埋剂有石蜡、树脂等。

⑤切片，需专用切片机切片，切片厚度通常在 5～7μm，并将切片裱贴在玻璃载片上。

⑥脱蜡，目的是用二甲苯将组织切片标本中的石蜡成分脱去，便于染色。

⑦染色，目的是增强组织结构间的色差即反差，便于镜下观察。H－E染色中，苏木精属碱性染料，易被细胞核、粗面内质网、游离核糖体等结构亲和而呈紫蓝色，称嗜碱性；伊红属酸性染料，易被胞质亲和而呈粉红色，称嗜酸性。凡对碱性染料和酸性染料亲和力均较弱的现象称嗜中性。

⑧封片，目的是便于观察和保存。常用的封片剂有阿拉伯树胶或明胶等。

2. 试述组织学学习中应注意的主要事项。

①动、静结合：将观察的静态结构与生活状态时的动态有机相结合，树立动静结合的思考方式。

②平面与立体结合：将观察的二维平面局部图像与该结构的三维立体整体结构相结合，树立平面过渡到立体的联想方式。

③结构与功能结合：结构决定了功能，结构是功能的基础，要将可视性的结构与标本中看不见的功能联系结合在一起，有助于结构与功能的统一认识。

④重视实验教学：实验除了可以印证理论知识，加深理解和记忆外，还是培养学生动手、动脑能力，提高学生综合素质的重要环节。

（山东中医药大学　刘黎青）

第二章 上皮组织

一、名词解释

1. 极性
2. 内皮
3. 间皮
4. 微绒毛
5. 纤毛
6. 连接复合体
7. 腺上皮

二、填空题

1. 上皮组织的特性包括：分布________，无________；________丰富；________多样；细胞________；细胞间质________；细胞具有________。

2. 依据形态、结构和功能不同，单层上皮可分为________、________、________和________四种类型。

3. 假复层纤毛柱状上皮是由________、________、________和________等不同形态的细胞组成，其中________细胞的游离面有________结构，具有________功能。

4. 复层扁平上皮的表层细胞为________形，中间多层细胞为________形，基底层细胞为________层，其胞质嗜________性，核常可见________。

5. 变移上皮分布于机体的________，具有防止________而起保护作用的是________细胞。

6. 电镜下微绒毛是上皮细胞________的胞膜和胞质共同向上形成的________突起，其中轴内含有________，常与微绒毛的________功能有关。

7. 电镜下，基膜分________和________两部分，前者由________分泌的________组成；后者由________分泌的________组成。基膜主要具有________和________功能。

8. 连接复合体是指________、________、________和________结构中的________个或________个以上结构的统称。

9. 腺上皮又称________，其功能以________为主；腺上皮一般表现为细胞呈________形，胞质内有________，细胞器________，核________个，常位于中央。

10. 以腺上皮为主要成分组成的器官称________，又称________，分泌物需经导管输运的________称________；分泌物无需经导管输运而直接进入血液的________称________。

11. 一般情况下，上皮组织具有________的再生功能，上皮组织的再生可分为________和________两种类型。

12. 上皮组织依据形态功能的差异，一般可分为________、________和________三种类型。

三、单项选择题

1. 上皮组织特性叙述中错误的是(　　)
   A. 具有明显的极性　　B. 细胞与细胞间质较多
   C. 无血管　　D. 神经丰富
2. 单层柱状上皮可分布在(　　)
   A. 口腔　　B. 膀胱
   C. 大动脉　　D. 子宫
3. 变移上皮叙述中错误的是(　　)
   A. 由多层细胞组成　　B. 表层细胞体积大
   C. 基底层细胞有明显的增殖功能　　D. 器官功能状态决定细胞层次
4. 与假复层纤毛柱状上皮功能有关的主要是(　　)
   A. 张力丝　　B. 糖蛋白
   C. 微管　　D. 微丝
5. 基膜叙述中正确的是(　　)
   A. 主要具有选择性通透功能　　B. 与上皮共同形成质膜内褶
   C. 是成纤维细胞分泌而成　　D. 是上皮细胞分泌而成
6. 变移上皮的主要功能是(　　)
   A. 分泌　　B. 保护
   C. 润滑　　D. 清除异物
7. 桥粒的主要功能是(　　)
   A. 加强细胞间通讯　　B. 封闭细胞间的通道
   C. 增强细胞间的连接　　D. 物质交换
8. 质膜内褶间常见的是(　　)
   A. 微管　　B. 线粒体
   C. 溶酶体　　D. 内质网
9. 紧密连接位于(　　)
   A. 桥粒上方　　B. 中间连接上方
   C. 桥粒下方　　D. 中间连接下方
10. 微绒毛中轴内含有大量的(　　)
   A. 弹性纤维　　B. 微管
   C. 张力丝　　D. 微丝

11. 质膜内褶的主要功能是(　　)
A. 营养保护　　B. 吞噬作用
C. 物质转运　　D. 封闭连接

12. 单层立方上皮可分布在(　　)
A. 心　　B. 胃
C. 肾　　D. 输卵管

13. 单层扁平上皮的主要功能是(　　)
A. 分泌　　B. 吞噬
C. 增殖　　D. 润滑

14. 复层扁平上皮叙述中错误的是(　　)
A. 具有耐摩擦保护作用　　B. 表层细胞呈扁平形
C. 基底层细胞胞质嗜酸性　　D. 中间数层细胞多边形

15. 腺上皮叙述中错误的是(　　)
A. 又称腺体　　B. 胞质丰富
C. 多呈立方形或柱状形　　D. 胞质内有分泌颗粒

16. 口腔黏膜的上皮是(　　)
A. 单层扁平上皮　　B. 单层立方上皮
C. 单层柱状上皮　　D. 复层扁平上皮

17. 阴道黏膜的上皮是(　　)
A. 单层扁平上皮　　B. 单层立方上皮
C. 单层柱状上皮　　D. 复层扁平上皮

18. 心脏内膜的上皮是(　　)
A. 单层扁平上皮　　B. 单层立方上皮
C. 假复层纤毛柱状上皮　　D. 复层扁平上皮

19. 气管管腔面的上皮是 (　　)
A. 单层扁平上皮　　B. 单层立方上皮
C. 复层扁平上皮　　D. 假复层纤毛柱状上皮

20. 胃黏膜的上皮是(　　)
A. 单层扁平上皮　　B. 单层立方上皮
C. 单层柱状上皮　　D. 复层扁平上皮

21. 增强细胞间连接的是(　　)
A. 基膜　　B. 缝隙连接
C. 紧密连接　　D. 桥粒

22. 含有张力丝成分的是(　　)
A. 基膜　　B. 缝隙连接
C. 紧密连接　　D. 桥粒

23. 增加细胞基底面面积的是(　　)
A. 基膜　　B. 桥粒
C. 紧密连接　　D. 质膜内褶

24. 单层柱状上皮主要功能是(　　)
A. 分泌　　B. 保护
C. 润滑　　D. 清除异物

25. 假复层纤毛柱状上皮主要功能是(　　)
A. 分泌　　B. 保护
C. 润滑　　D. 清除异物

四、多项选择题

1. 属单层扁平上皮的是(　　)
A. 腺上皮　　B. 肌样上皮
C. 内皮　　D. 间皮
E. 鳞状上皮

2. 被覆上皮的主要功能是(　　)
A. 保护　　B. 吸收
C. 分泌　　D. 收缩
E. 感觉

3. 组成假复层纤毛柱状上皮的细胞是(　　)
A. 多边形细胞　　B. 锥体形细胞
C. 梭形细胞　　D. 柱状细胞
E. 杯形细胞

4. 复层扁平上皮可分布在(　　)
A. 男性尿道　　B. 头皮
C. 食道　　D. 胆囊外壁
E. 阴道

5. 内皮主要分布于(　　)
A. 毛细淋巴管腔面　　B. 细支气管腔面
C. 心室腔面　　D. 中等静脉腔面
E. 肾近曲小管腔面

6. 上皮细胞游离面可形成(　　)
A. 半桥粒　　B. 细胞衣
C. 缝隙连接　　D. 纤毛
E. 微绒毛

7. 变移上皮叙述中正确的是(　　)
A. 膀胱充盈时，细胞层次少　　B. 无杯形细胞
C. 主要分布在泌尿系统　　D. 表层细胞体积大
E. 可防止尿酸侵蚀

8. 可称连接复合体的是(　　)
A. 紧密连接
B. 紧密连接、中间连接

C. 紧密连接、中间连接、桥粒
D. 紧密连接、中间连接、桥粒、缝隙连接
E. 缝隙连接、桥粒

9. 能增加细胞接触面积的是(　　)
A. 基膜　　B. 质膜内褶
C. 半桥粒　　D. 纤毛
E. 微绒毛

10. 关于腺叙述中正确的是(　　)
A. 属器官范畴　　B. 又称腺体
C. 分泌物经导管排出的称外分泌腺　　D. 分泌物直接入血液的称内分泌腺
E. 由大量的腺上皮组成

五、问答题

1. 试述被覆上皮的分布、分类、特性、功能及特殊结构的分布。
2. 试述微绒毛与纤毛的异同点。
3. 试述外分泌腺的结构与功能特点。

参 考 答 案

一、名词解释

1. 极性：是指上皮细胞的游离面和基底面在形态、结构和功能均存在明显差别。
2. 内皮：是指分布在心脏、血管和淋巴管腔面的单层扁平上皮。
3. 间皮：是指分布在胸膜和心包膜脏层及腹膜的单层扁平上皮。
4. 绒毛：在电镜下可见，是细胞游离面的胞膜和胞质向细胞外形成的指状突起。其长度约1.4μm，直径约为0.1μm，中轴内含有许多与微绒毛长轴平行排列的微丝，微丝可与微绒毛根部胞质内的终末网移行，微丝与微绒毛的舒缩性能有关。微绒毛的主要功能是扩大细胞的表面积，有利于细胞的物质吸收。
5. 纤毛：其形成与微绒毛近似，但比微绒毛粗而长。电镜下纤毛的中轴内含有与其长轴平行排列的9+2微管结构，微管与纤毛的运动有关。纤毛具有定向节律性摆动功能，以清除其表面附着的异物。
6. 连接复合体：在相邻上皮细胞侧面的多种细胞连接结构中，包括紧密连接、中间连接、桥粒和缝隙连接，只要有两个或两个以上的上述结构同时存在，即称为连接复合体。除缝隙连接以信息传递为主要功能外，其余结构均以增强相邻细胞连接作用为主。
7. 腺上皮：指以分泌功能为主的上皮。

二、填空题

1. 广　血管　神经　功能　多　少　极性

2. 单层扁平上皮　单层立方上皮　单层柱状上皮　假复层纤毛柱状上皮

3. 柱状细胞　杯形细胞　梭形细胞　锥形细胞　柱状细胞　纤毛　清除异物

4. 扁平　多边形　一　碱　分裂象

5. 泌尿系统　尿酸侵蚀　表层

6. 游离面　指状　微丝　舒缩

7. 基板　网板　上皮细胞　糖蛋白　成纤维细胞　网状纤维　选择性通透　支持连接

8. 紧密连接　中间连接　桥粒　缝隙连接　两个　两个

9. 腺细胞　分泌　立方或柱　分泌颗粒　丰富　单

10. 腺　腺体　腺体　外分泌腺　腺体　内分泌腺

11. 很强　生理性再生　病理性再生

12. 被覆上皮　腺上皮　感觉上皮

三、单项选择题

1. B　解释：上皮组织的特性之一是细胞多、细胞间质少。

2. D　解释：子宫内膜上皮属单层柱状上皮。

3. C　解释：变移上皮的基底层细胞与复层扁平上皮的基底层细胞不同，并无明显的增殖功能。

4. C　解释：纤毛主要靠微管的滑动实现其摆动。

5. A　解释：基膜具有选择性通透和支持上皮的功能。

6. B　解释：具有较强的保护功能。

7. C　解释：桥粒主要发挥的是机械连接作用。

8. B　解释：为物质运输提供能量。

9. B　解释：位于连接复合体最上方。

10. D　解释：微绒毛内含有大量与其长轴平行分布的微丝。

11. C　解释：尤以上皮性分泌细胞为明显。

12. C　解释：单层立方上皮仅分布于机体的肾、甲状腺等少量器官。

13. D　解释：机体部分内皮细胞尚有分泌功能。

14. C　解释：基底层细胞胞质嗜碱性。

15. A　解释：以分泌功能为主的上皮称腺上皮，而以腺上皮为主要成分构成的器官称腺。

16. D　解释：复层扁平上皮分布于口腔黏膜，具有抗摩擦、抗损伤作用。

17. D　解释：为复层扁平上皮，其作用同16题解释。

18. A　解释：润滑作用，有利于血液流动。

19. D　解释：排除尘埃异物。

20. B　解释：吸收分泌功能。

21. D　解释：机械性连接作用。

22. D　解释：直径约10nm的张力丝起固定和支持作用。

23. D　解释：增加细胞底部物质交换的面积。

24. A　解释：分泌与吸收功能在柱状上皮中常伴随。

25. B　解释：其纤毛摆动有利于异物的排出。

四、多项选择题

1. CD　解释：腺上皮常为立方、柱状或椭圆形，鳞状上皮属复层上皮。

2. ABC　解释：肌样上皮具有收缩功能，感觉上皮具有感觉功能。

3. BCDE　解释：复层扁平上皮的中间层属多边形细胞。

4. BCDE　解释：男性尿道属复层柱状上皮。

5. ACD　解释：细支气管腔面属假复层纤毛柱状上皮或纤毛柱状上皮，肾近曲小管腔面属锥体样细胞。

6. BDE　解释：半桥粒属上皮基底面结构，缝隙连接属上皮侧面结构。

7. ABCDE　解释：均为桥粒的功能。

8. BCDE　解释：连接复合物是指两个或两个以上的上皮侧面的特殊结构。

9. BDE　解释：基膜和半桥粒并非细胞本身固有结构。

10. ABCDE　解释：腺又称腺体，由大量的腺上皮组成，属于器官范畴，其分泌物经导管排出的称外分泌腺，其分泌物直接入血液的称内分泌腺。

五、问答题

1. 试述被覆上皮的分布、分类、特性、功能及特殊结构的分布。

被覆上皮主要分布在体表、体内有腔器官的内表面和部分器官的外表面。依据上皮细胞的形态、结构与功能差异，可将被覆上皮分为单层上皮和复层上皮两大类。其中单层上皮又可分为单层扁平上皮、单层立方上皮、单层柱状上皮和假复层纤毛柱状上皮等多种；复层上皮也可分为复层扁平上皮、复层立方上皮、复层柱状上皮和变移上皮等多种。

被覆上皮种类较多，通常具有以下共同特性：细胞多，细胞间质少，细胞密集排列呈膜状；细胞有明显的极性；细胞间神经丰富，但无血管；其营养依靠上皮下方结缔组织中的血管经基膜选择性通透提供。上皮细胞分布广泛，功能多样，具有保护、吸收、分泌和感觉等主要功能。

被覆上皮为适应内外环境和功能的需要，经长期进化后在细胞的游离面、基底面和侧面还分化形成了多种特殊结构，包括：游离面的微绒毛和纤毛；基底面的基膜和质膜内褶、半桥粒；侧面的紧密连接、中间连接、桥粒和缝隙连接等。通常被覆上皮还具有较强的再生能力，包括生理性再生和病理性再生。

2. 试述微绒毛与纤毛的异同点。

相同点：①形成近似，均是细胞游离面的胞膜和胞质向细胞外形成的指状突起。②均为电镜下可见的超微结构。③均位于上皮细胞游离面。④均为有一定功能的特殊结构。

不同点：微绒毛的长度约1.4μm，直径约0.1μm。中轴内含有许多与微绒毛长轴平行排列的微丝，微丝可与微绒毛根部胞质内的终末网移行，微丝与微绒毛的舒缩性能有关。微绒毛的主要功能是扩大细胞的表面积，有利于细胞的物质吸收。

纤毛比微绒毛粗而长，长度约5～10μm，直径约为0.3～0.5μm。纤毛的中轴内含有与其长轴平行排列的“9+2”微管结构，微管与纤毛的运动有关。纤毛具有定向节律性摆动功能，以清除其表面附着的异物。

3. 试述外分泌腺的结构与功能特点。

（1）结构：按腺细胞组成的多少可将外分泌腺分为单细胞腺和多细胞腺。单细胞腺即以单个细胞形成，独立存在，如杯形细胞。机体绝大部分外分泌腺以多细胞腺形式存在，多细胞腺由分泌部和导管部两部分组成。

分泌部又称腺泡（或腺末房），由一层腺细胞围绕呈管状或泡状，中央有一腔，称腺泡腔。依据组成腺泡的腺细胞的形态、结构和功能不同，外分泌腺的腺细胞可分为两种：①黏液性腺细胞：细胞锥形，胞质弱碱性，核扁，紧贴于细胞基底部。分泌物黏稠，以黏蛋白为主，不含消化酶，起润滑保护作用。②浆液性腺细胞：细胞锥形或短柱形，胞质嗜碱性，核圆，位于细胞中央或近基底部。分泌物稀薄，含消化酶，具有消化功能。

导管部长短粗细不等，管壁由单层或复层上皮组成，其上皮的种类依距离腺泡远近不同而有差异，通常离腺泡由近到远其细胞由扁平状到柱状过渡。导管除具有输送腺泡分泌物作用外，导管上皮还具有一定的吸收、分泌水和无机离子的功能。

（2）功能：外分泌腺的功能特点突出表现在腺体产生的分泌物（无论是黏液性腺泡还是浆液性腺泡）均需经导管将其输送出腺泡并引至体表或器官腔内，依其分泌物性质的不同，发挥润滑、保护或消化作用。

（山东中医药大学　刘黎青　浙江中医药大学　葛钢锋）

第三章 结缔组织

Ⅰ. 固有结缔组织

一、名词解释

1. 间充质
2. 组织液
3. 棕色脂肪
4. 基质
5. 纤维粘连蛋白
6. 弹性组织

二、填空题

1. 广义的结缔组织包括________、________、________、________和________。
2. 固有结缔组织可以分________、________、________和________。
3. 疏松结缔组织细胞间质内的纤维包括________、________和________三种。
4. 浆细胞来源于________。
5. 脂肪组织可分为________和________两大类。
6. 致密结缔组织是一种以________为主要成分的固有结缔组织。
7. 网状组织由________、________和________组成。
8. 网状纤维用银盐可染成黑色，故又称________。其化学成分主要是________。
9. 结缔组织中，基质呈胶体状的是________，基质呈液体状是________和________，基质呈固体状的是________和________。

三、单项选择题

1. 含可被银染色的纤维的组织是(　　)
   A. 透明软骨　　B. 骨组织
   C. 网状组织　　D. 致密结缔组织
2. 肥大细胞的特殊颗粒中具有抗凝血作用的是(　　)

A. 特异性抗体
B. 组胺
C. 肝素
D. 白三烯和组胺

3. 以下哪一项是成纤维细胞的特点( )
A. 细胞呈椭圆形
B. 细胞核小，杆状，染色深
C. 细胞质均匀一致，弱嗜酸性
D. 功能处于静止状态时，称纤维细胞

4. 合成和分泌免疫球蛋白的细胞是( )
A. 肥大细胞
B. 嗜碱性粒细胞
C. 浆细胞
D. 巨噬细胞

5. 关于巨噬细胞特点的描述中，哪一项是错误的( )
A. 形态多样，功能活跃时，可伸出伪足而形态不规则
B. 细胞核较大，呈圆形或椭圆形，染色较浅
C. 胞质较丰富，多呈嗜酸性
D. 具有活跃的吞噬能力

6. 主要分布在新生儿的肩胛间区、腋窝和颈后部等处。在寒冷的刺激下，可迅速分解、氧化，产生大量热能的脂肪组织是( )
A. 黄色脂肪
B. 棕色脂肪
C. 以上都是
D. 以上都不是

7. 结缔组织中，基质物理性状呈固体状的是( )
A. 固有结缔组织
B. 血液
C. 淋巴
D. 软骨组织

8. 狭义的结缔组织指( )
A. 固有结缔组织
B. 血液
C. 淋巴
D. 软骨组织和骨组织

9. 腱细胞是一种形态特殊的细胞，其本质是以下哪一种细胞( )
A. 成纤维细胞
B. 巨噬细胞
C. 浆细胞
D. 肥大细胞

10. 基质主要成分中，在细胞识别、黏附、迁移和增殖中有重要作用的是( )
A. 纤维粘连蛋白
B. 蛋白多糖
C. 组织液
D. 纤维

四、多项选择题

1. 关于浆细胞的叙述哪些是正确的( )
A. 消化道、呼吸道固有层的结缔组织较多
B. 形态不规则，有突起
C. 能合成免疫球蛋白
D. 胞质内含丰富的粗面内质网
E. 胞质内含丰富的游离核糖体

2. 固有结缔组织除疏松结缔组织外还包括( )
A. 血液和淋巴
B. 软骨组织

C. 网状组织　　D. 骨组织
E. 脂肪组织
3. 关于成纤维细胞，下列叙述哪些正确(　　)
A. 在结缔组织细胞中数量很少　　B. 细胞圆形或卵圆形
C. 扁平不规则，有突起　　D. 胞质内含粗面内质网多
E. 功能活跃时称纤维细胞
4. 疏松结缔组织间质中的纤维有(　　)
A. 弹性纤维　　B. 网状纤维
C. 肌纤维　　D. 胶原纤维
E. 神经纤维
5. 致密结缔组织的特点是(　　)
A. 以纤维为主要成分　　B. 以基质为主要成分
C. 纤维粗大　　D. 纤维数量较少，排列稀疏
E. 细胞种类较多
6. 纤维粘连蛋白(　　)
A. 是一种粘连性糖蛋白　　B. 形成分子筛
C. 主要分非硫酸化和硫酸化两类　　D. 主要成分是氨基已糖多糖
E. 在细胞识别、黏附、迁移和增殖中有重要作用
7. 网状细胞(　　)
A. 产生网状纤维　　B. 胞质丰富，粗面内质网发达
C. 胞体圆形或卵圆形　　D. 胞质有异染性嗜碱性颗粒
E. 胞体星形有突起
8. 广义的结缔组织包括(　　)
A. 固有结缔组织　　B. 血液
C. 淋巴　　D. 软骨组织
E. 骨组织
9. 网状组织主要分布于(　　)
A. 骨髓　　B. 脾
C. 淋巴结　　D. 消化道
E. 呼吸道

五、问答题

1. 简述蛋白多糖的化学组成。
2. 简述结缔组织的特点。

参考答案

一、名词解释

1. 间充质：由间充质细胞和大量稀薄的无定形基质组成，不含纤维。

2. 组织液：是从毛细血管动脉端渗出的部分血浆成分，含有血液中的多种营养成分，构成细胞赖以生存的体液内环境。组织液经毛细血管静脉端和毛细淋巴管回流入血液或淋巴。

3. 棕色脂肪：呈棕色，由多泡脂肪细胞构成，毛细血管丰富。棕色脂肪组织在成人极少，主要分布在新生儿的肩胛间区、腋窝和颈后部等处。在寒冷的刺激下，棕色脂肪细胞内的脂肪可迅速分解、氧化，产生大量热能。

4. 基质：是由生物大分子构成的有黏性的无定形胶状物，包括蛋白多糖、纤维粘连蛋白及组织液等。

5. 纤维粘连蛋白：是基质中最主要的粘连性糖蛋白，具有与多种细胞、胶原及蛋白多糖相结合的化学基团，在细胞识别、黏附、迁移和增殖中有重要作用。

6. 弹性组织：是以弹性纤维为主的致密结缔组织。粗大的弹性纤维或平行排列成束或编织成膜状，如项韧带、黄韧带、弹性动脉的中膜等。

二、填空题

1. 固有结缔组织　血液　淋巴　软骨组织　骨组织

2. 疏松结缔组织　致密结缔组织　网状组织　脂肪组织

3. 胶原纤维　弹性纤维　网状纤维

4. B 淋巴细胞

5. 黄色脂肪　棕色脂肪

6. 纤维

7. 网状细胞　网状纤维　基质

8. 嗜银纤维　Ⅲ型胶原蛋白

9. 固有结缔组织　血液　淋巴　软骨组织　骨组织

三、单项选择题

1. C　解释：可被银染色的纤维主要是网状纤维，其在普通 H－E 染色不易着色，但用银盐可染成黑色。由于网状纤维主要存在于网状组织，故正确答案是 C。

2. C　解释：肥大细胞的特殊颗粒中不含有特异性抗体，组胺和白三烯可使微静脉和毛细血管扩张，通透性增加等。只有肝素具有抗凝血作用。故正确答案是 C。

3. D　解释：成纤维细胞细胞扁平不规则，有突起；胞核较大，长卵圆形，着色浅，核仁明显；胞质较丰富，呈弱嗜碱性。当功能处于静止状态时，称纤维细胞。A、B、C 均不符合。故正确答案是 D。

4. C　解释：浆细胞来源于 B 淋巴细胞，能合成和分泌免疫球蛋白。肥大细胞、嗜碱性粒细胞和巨噬细胞均不能合成和分泌免疫球蛋白。故正确答案是 C。

5. B　解释：巨噬细胞有活跃的吞噬功能；细胞形态多样，功能活跃者，常伸出较长的伪足而形态不规则；核小呈卵圆形或肾形，着色深，核仁不明显；胞质丰富，多呈嗜酸性。A、C、D 均正确。故答案是 B。

6. B　解释：黄色脂肪主要分布于皮下、网膜和系膜等处，是体内最大的贮能库，具有供能、保温、缓冲、保护、支持和软垫等作用。故答案是 B。

7. D　解释：结缔组织中，血液和淋巴的基质呈液体状，固有结缔组织的基质呈胶体状，只有软骨组织的基质呈固体状。故答案是 D。

8. A　解释：广义的结缔组织包括血液、淋巴、软骨组织和骨组织，狭义的结缔组织仅指固有结缔组织。故答案是 A。

9. A　解释：腱细胞位于致密结缔组织纤维束之间，胞体伸出多个薄翼状突起伸入纤维束之间，胞核扁圆着色深，其实质是成纤维细胞。故答案是 A。

10. A　解释：蛋白多糖为基质的主要成分，形成有许多微小孔隙的分子筛。组织液是从毛细血管动脉端渗出的部分血浆成分，其中含有血液中的多种营养成分，构成细胞赖以生存的体液内环境。纤维不属于基质成分。只有纤维粘连蛋白在细胞识别、黏附、迁移和增殖中有重要作用。故答案是 A。

四、多项选择题

1. ACDE　解释：浆细胞形状规则，呈卵圆形或圆形，无突起。选项 B 错误。其余选项正确。故答案是 A、C、D、E。

2. CE　解释：固有结缔组织只包括疏松结缔组织、致密结缔组织、网状组织和脂肪组织。血液和淋巴、软骨组织和骨组织均属于广义的结缔组织。故答案是 C、E。

3. CD　解释：成纤维细胞是疏松结缔组织中最主要的细胞。细胞扁平不规则，有突起，胞质内含有丰富的粗面内质网。在功能处于静止状态时，称纤维细胞。A、B 和 E 错误，C、D 正确。

4. ABD　解释：在疏松结缔组织中有胶原纤维、弹性纤维和网状纤维三种纤维。肌纤维是肌细胞，神经纤维是神经元，均不属于结缔组织的纤维结构。故答案是 A、B、D。

5. AC　解释：致密结缔组织是一种以纤维为主要成分的固有结缔组织。纤维粗大，排列紧密。细胞种类较少，以成纤维细胞为主。选项 B、D、E 均错误，A、C 正确。

6. AE　解释：纤维粘连蛋白是基质中最主要的黏连性糖蛋白，在细胞识别、黏附、迁移和增殖中有重要作用。选项 A、E 正确。而 B、C、D 均是蛋白多糖的特点。

7. ABE　解释：纤维粘连蛋白是基质中最主要的粘连性糖蛋白，在细胞识别、黏附、迁移和增殖中有重要作用。选项 A、E 正确。而 B、C、D 均是蛋白多糖的特点。

8. ABCDE　解释：广义的结缔组织不仅包括基质呈胶体状的固有结缔组织，还包括基质呈液体状的血液和淋巴，以及基质呈固体状的软骨组织和骨组织。选项 A、B、C、D、E 均正确。

9. ABC　解释：网状组织属于固有结缔组织，主要分布于骨髓、脾、淋巴结等处，为血细胞发生和淋巴细胞发育提供适宜的微环境。故正确答案是 A、B、C。

五、问答题

1. 简述蛋白多糖的化学组成。

蛋白多糖又称黏多糖，为基质的主要成分，是多糖分子与蛋白质结合成的复合物。多糖部分为糖胺多糖，又称氨基己糖多糖，由成纤维细胞产生，主要分非硫酸化和硫酸化两类：非硫酸化类为透明质酸；硫酸化类主要有硫酸软骨素、硫酸角质素、硫酸肝素等。

2. 简述结缔组织的特点。

结缔组织特点是：细胞少，细胞间质多；细胞种类多，形态多样，无极性；间质包括基质和纤维，成分较复杂；分布广泛、形态多样、功能多样。

（云南中医学院　杨恩彬）

Ⅱ. 软骨和骨

一、名词解释

1. 同源细胞群
2. 骨板
3. 破骨细胞
4. 骨单位

二、填空题

1. 软骨组织由________和________共同构成。

2. 骨膜和软骨膜均可分为内、外两层，外层由致密结缔组织构成，含有较多________纤维，内层组织纤维少，细胞多，含有________，可增殖分化为________或________。

3. 软骨可以分为________、________和________三种。

4. 骨组织由大量________的________和细胞组成。

5. 骨细胞的胞体位于________内，其突起位于________内。

6. 骨密质内的骨板，按其排列方式可分为________、________和________三种。

7. 骨发生有________和________两种方式。

三、单项选择题

1. 产生类骨质的细胞是(　　)

A. 骨细胞　　B. 骨原细胞

C. 成骨细胞　　D. 破骨细胞

2. 骨板由下列成分组成(　　)

A. 胶原纤维、有机基质和钙盐　　B. 胶原纤维和钙盐

C. 弹性纤维、有机基质和钙盐 D. 弹性纤维和钙盐

3. 透明软骨细胞间质的组成成分是（ ）

A. 弹性纤维和基质 B. 网状纤维和基质

C. 胶原纤维和基质 D. 胶原原纤维和基质

4. 骨细胞（ ）

A. 只分布于骨板之间 B. 分布于骨组织边缘

C. 相邻骨细胞的突起以缝隙连接相连 D. 没有溶骨作用

5. 关于骨单位，下列哪项错误（ ）

A. 骨单位顺骨干长轴作纵向排列

B. 位于内、外环骨板之间

C. 由多层哈弗斯骨板环绕穿通管同心圆排列构成

D. 是长骨干起支撑作用的主要结构单位

6. 类骨质是指哪种物质（ ）

A. 未钙化的细胞间质 B. 未钙化的软骨基质

C. 钙化的细胞间质 D. 钙化的软骨基质

7. 骨细胞突起之间以何种方式连接（ ）

A. 中间连接 B. 紧密连接

C. 缝隙连接 D. 桥粒

8. 关于软骨基质，描述错误者是（ ）

A. 由无定形基质和纤维组成 B. 具有较好的渗透性

C. 化学成分主要是蛋白多糖和水 D. 有血管分布

9. 关于破骨细胞的描述，错误者是（ ）

A. 主要分布于骨组织表面

B. 从骨祖细胞分裂而来

C. 贴骨一侧，有许多微绒毛构成的皱褶缘

D. 通过释放水解酶和有机酸，溶解并吸收骨质

10. 关于骨与软骨的共同特征哪项错误（ ）

A. 软骨基质和骨基质的纤维成分相同

B. 细胞位于陷窝内

C. 软骨膜与骨外膜均可分为内、外两层

D. 软骨细胞、骨细胞均来源于骨祖细胞

四、多项选择题

1. 关于骨细胞的描述，哪些正确（ ）

A. 分布于骨板内或骨板间 B. 位于骨陷窝内

C. 有细长的突起伸入骨小管 D. 由成骨细胞演化而来

E. 具有一定的成骨与溶骨作用

2. 骨组织的细胞有（ ）

A. 软骨细胞 B. 骨原细胞

C. 成骨细胞　　D. 骨细胞
E. 破骨细胞

3. 软骨组织（　　）
A. 由软骨细胞、纤维和基质构成
B. 同源细胞群多见于软骨组织中央
C. 软骨基质呈凝胶状，具有良好渗透性
D. 不同软骨组织的纤维种类和含量不同
E. 与周围的软骨膜一起构成软骨

4. 骨小管内含有（　　）
A. 骨细胞突起　　B. 骨细胞胞体
C. 组织液　　D. 淋巴
E. 血液

5. 关于软骨细胞的描述，哪些正确（　　）
A. 位于软骨陷窝内
B. 近软骨膜处的细胞体积小，为幼稚的软骨细胞
C. 中央部的细胞体积大，多为同源细胞群
D. 可分泌软骨基质
E. 无分裂能力

五、问答题

1. 简述软骨组织的构成与软骨的分类。
2. 简述骨板的组成与长骨骨干部位骨板的排列方式。

参考答案

一、名词解释

1. 同源细胞群：从软骨周边向软骨中央，软骨细胞逐渐成熟，体积逐渐增大，变成圆形或椭圆形，常成群分布，而且多以 2 ~ 8 个细胞聚集在一起，它们由一个软骨细胞分裂增殖而来，称同源细胞群。同源细胞群是软骨组织最主要的结构特点。

2. 骨板：骨板是由骨胶纤维呈板层状排列，骨盐沉积于骨胶纤维之上，共同构成的坚硬的板层结构，是骨组织的主要构成形式。

3. 破骨细胞：分布于骨组织边缘，为多个单核细胞融合构成的多核巨细胞，通过释放水解酶和有机酸，溶解和吸收骨质。

4. 骨单位：是位于内、外环骨板之间，由 4 ~ 20 层呈同心圆排列的哈弗斯骨板围绕中央管而构成的长柱状结构，是长骨中起支持作用的主要结构。

二、填空题

1. 软骨细胞　软骨基质
2. 胶原　骨祖细胞　成软骨细胞　成骨细胞
3. 透明软骨　弹性软骨　纤维软骨
4. 钙化　细胞间质
5. 骨陷窝　骨小管
6. 环骨板　哈弗斯系统　间骨板
7. 膜内成骨　软骨内成骨

三、单项选择题

1. C　解释：骨原细胞即骨祖细胞，可分裂增殖为成骨细胞，成骨细胞功能活跃，合成类骨质，经钙化后形成坚硬的骨质，成骨细胞随即演化为骨细胞，骨细胞仅有一定的成骨或溶骨作用。破骨细胞的功能为溶解和吸收骨质。因此本题选 C。

2. A　解释：骨基质由有机质和无机质组成，有机质的主要成分为胶原纤维，赋予骨骼一定的韧性，此外还有许多其他有机基质，如骨钙蛋白等；无机质主要成分为碱性磷酸钙，即钙盐，赋予骨骼良好的硬度。因此选 A。

3. D　解释：基于软骨间质内包含纤维种类不同而将软骨分为三类，弹性纤维赋予弹性软骨良好的弹性；粗大胶原纤维的密集排列，使纤维软骨具有较好韧性；透明软骨细胞间质内为胶原原纤维，胶原原纤维较为纤细，因其折光率与基质相同，光镜下不能看到，软骨基质呈均质半透明状，因而选项 D 正确。

4. C　解释：成骨细胞在分泌类骨质后演化为骨细胞，并随着类骨质的骨化，分布于骨板内或骨板之间；随着骨细胞体积变小，功能虽不如成骨细胞活跃，但在相应激素的作用下，依然具有一定的成骨或溶骨作用；骨细胞的突起伸入骨小管，并以缝隙连接与相邻的骨细胞突起相连。可见选项 C 为唯一正确答案。

5. C　解释：骨单位即哈弗斯系统，为长骨骨干最主要的骨板排列方式，位于内外环骨板之间，且长轴与骨干长轴一致而赋予骨干强大的支持功能，其组成为哈弗斯骨板环绕中央管排列构成。穿通管为横向穿经内、外环骨板和哈弗斯系统之间的管道，虽然可通向中央管，但在骨干内的走行方式与中央管有很大区别。因此选项 C 错误。

6. A　解释：这是一个基本概念题，类骨质是指未钙化的细胞间质，若钙化后成为坚硬的骨质，A 即为其正确表述。

7. C　解释：骨细胞突起之间以缝隙连接，便于细胞间信息分子的传递。

8. D　解释：软骨为乏血管组织，因此 D 项错误，其余均为软骨基质组成或特点的正确描述。

9. B　解释：破骨细胞为多个单核细胞的融合体，因而有多个细胞核，可见选项 B 错误，其余均为破骨细胞位置、结构或功能特点的正确描述。

10. A　解释：因为软骨基质内包含纤维种类不同，可将软骨分为三类，骨基质内则主要为粗大的胶原纤维，因而关于骨与软骨的共同特征的描述中，A 项错误。

四、多项选择题

1. ABCDE 解释：A 项正确表述了骨细胞的分布，B 和 C 项正是骨细胞及其突起位置的正确描述，D 成骨细胞分泌类骨质后演化为骨细胞，E 项是关于骨细胞功能的正确描述，因此本题 5 个选项均属正确答案。

2. BCDE 解释：本题较为简单，A 软骨细胞当然是位于软骨组织的，其余四项即为正确答案。

3. ABCDE 解释：A 项说明软骨的组成；随着软骨的生长，于软骨组织中央，软骨细胞增殖为同源细胞群；C 项和 D 项是关于软骨间质特点和软骨分类的正确描述；软骨组织与被覆于其表面的软骨膜共同构成软骨，E 项也正确。可见五个选项均为正确答案。

4. AC 解释：在骨间质内，相邻骨陷窝之间以骨小管相通，除了有骨细胞的突起伸入骨小管外，尚有组织液可经骨小管抵达骨陷窝，营养骨细胞，因而本题 AC 项正确。

5. ABCD 解释：本题前四项均正确表述了软骨细胞的位置或结构特点，前已述及，在软骨中央，可见软骨细胞分裂增殖而形成的同源细胞群，即软骨细胞具有分裂与增殖能力，因而本题正确选项为 ABCD。

五、问答题

1. 简述软骨组织的构成与软骨的分类。

软骨组织由软骨细胞和软骨基质构成。软骨细胞位于软骨基质内，合成、分泌软骨基质。软骨基质由无定形基质和纤维组成，呈凝胶状。

根据软骨组织所含纤维种类与含量不同，可将软骨分为透明软骨、纤维软骨和弹性软骨三种。

2. 简述骨板的组成与长骨骨干部位骨板的排列方式。

骨板是由骨胶纤维呈板层状排列，骨盐沉积于骨胶纤维之上，共同构成的坚硬的板层结构，是骨组织的主要构成形式。长骨骨干部位，按骨板排列方式，可将骨板分为环骨板、骨单位和间骨板三种。

环骨板分布于长骨骨干的内、外侧面，外环骨板较厚，环绕骨干外侧面，排列规则；内环骨板较薄，排列不规则。

骨单位又称为哈弗斯系统，位于内外环骨板之间，呈长卷筒状，由 10~20 层哈弗斯骨板同心圆状环绕中央管构成，与骨干长轴一致，是长骨干起支撑作用的主要结构单位。

间骨板位于骨单位或骨单位与环骨板之间，为数层不规则的骨板，是原有的骨单位与环骨板在骨生长、改建过程中未被吸收的残留部分。

（甘肃中医药大学 陈彦文）

Ⅲ. 血液

一、名词解释

1. 血象
2. 血小板
3. 网织红细胞
4. 造血干细胞

二、填空题

1. 血液的有形成分有________、________和________三种。

2. 成熟的红细胞呈两面凹陷的圆盘状，无________，也无________。

3. 白细胞根据胞质内有无特殊颗粒，分为________和________两种，前者包括________、________和________；后者包括________和________。

4. 中性粒细胞占白细胞总数的________，嗜酸性粒细胞占白细胞总数的________，嗜碱性粒细胞占白细胞总数的________。单核细胞占白细胞总数的________，淋巴细胞占白细胞总数的________。

5. 血小板是由骨髓内的________的胞质脱落而形成，它在________中起重要作用。

6. 红骨髓主要由________和________组成，造血组织主要由________和________组成。

7. 造血干细胞起源于人胚第三周初的________，出生后，主要存在于________，其次存在于________和________内。

三、单项选择题

1. 不含细胞器的细胞是（ ）
   A. 白细胞　B. 红细胞
   C. 粒细胞　D. 单核细胞

2. 血液的组成是(　　)
   A. 红细胞和白细胞　B. 红细胞、白细胞和血小板
   C. 血浆、血细胞和血小板　D. 血清和血细胞

3. 红细胞的寿命一般为(　　)
   A. 数周　B. 数天
   C. 12 ~24 小时　D. 120 天

4. 红细胞胞质内主要含有(　　)
   A. 肌红蛋白　B. 血红蛋白
   C. 糖蛋白　D. 脂蛋白

5. 用煌焦油蓝染色呈细网状的血细胞是(　　)
   A. 红细胞　B. 淋巴细胞

C. 单核细胞　　D. 网织红细胞.

6. 抽出的血液加抗凝剂后离心沉淀，血液分为三层，从上至下为（ ）

A. 血清，白细胞和血小板，红细胞　　B. 血清，红细胞，白细胞和血小板

C. 血浆，白细胞和血小板，红细胞　　D. 血浆，红细胞，白细胞和血小板

7. 关于中性粒细胞，下列哪项描述是错误的( )

A. 正常情况下是白细胞中数量最多的一种

B. 具有吞噬功能

C. 细胞质中的颗粒粗大均匀

D. 核杆状或分叶，分叶核 2～5 叶不等

8. 以下哪一项不是单核细胞的特点( )

A. 血液中体积最大的细胞　　B. 占白细胞总数的 20%～25%

C. 细胞核多为肾形或马蹄形　　D. 细胞质呈弱嗜碱性

9. 患过敏性疾病或寄生虫病时，血液中何种白细胞增高( )

A. 淋巴细胞　　B. 嗜酸性粒细胞

C. 嗜碱性粒细胞　　D. 单核细胞

10. 能分化为巨噬细胞的是( )

A. 中性粒细胞　　B. 淋巴细胞

C. 单核细胞　　D. 嗜酸性粒细胞

11. 正常情况下血液中数量最少的白细胞是( )

A. 淋巴细胞　　B. 中性粒细胞

C. 嗜碱性粒细胞　　D. 单核细胞

12. 以下对网织红细胞的描述，哪一项是错误的( )

A. 是尚未完全成熟的红细胞

B. 仍有合成血红蛋白的功能

C. 细胞核尚未完全脱去

D. 新生儿外周血该细胞占红细胞总数的 3%～6%

13. 下列有关造血干细胞的描述，哪一项是错误的( )

A. 有自我复制的能力　　B. 有分化的能力

C. 有增殖的能力　　D. 只分布于红骨髓中

14. 血液涂片以煌焦油蓝作活体染色，可显示网织红细胞中的( )

A. 残留的核糖体　　B. 残留的核染色质

C. 残留的内质网　　D. 残留的溶酶体

15. 区分有粒白细胞与无粒白细胞的主要依据是（ ）

A. 细胞大小不同　　B. 细胞有无吞噬功能

C. 细胞核有无分叶　　D. 细胞质内有无特殊颗粒

16. 机体受细菌严重感染时，何种白细胞显著增高( )

A. 中性粒细胞　　B. 嗜酸性粒细胞

C. 嗜碱性粒细胞　　D. 单核细胞

17. 造血干细胞最早起源于( )

A. 胚胎卵黄囊血岛　　B. 胎儿脾脏

C. 胎儿骨髓　　D. 胎儿肝脏

18. 各种血细胞的分化发育过程大致可分为（　　）

A. 早幼阶段、中幼阶段、晚幼阶段

B. 原始阶段、幼稚阶段、成熟阶段

C. 原幼阶段、中幼阶段、晚幼阶段

D. 干细胞阶段、祖细胞阶段、幼细胞阶段

四、多项选择题

1. 红细胞发生的形态演变规律包括（　　）

A. 胞体由大到小　　B. 血红蛋白从无到有，由少变多

C. 细胞器逐渐增多　　D. 胞核由大到小，最后消失

E. 细胞分裂能力从有到无

2. 能够产生肝素、组织胺等物质，引起过敏反应的细胞是（　　）

A. 中性粒细胞　　B. 嗜碱性粒细胞

C. 淋巴细胞　　D. 肥大细胞

E. 红细胞

3. 有关成熟红细胞的描述，正确的是（　　）

A. 细胞为双凹圆盘状　　B. 无细胞核

C. 无细胞器　　D. 细胞为不规则形

E. 胞质中充满血红蛋白

4. 有关中性粒细胞的描述，正确的是（　　）

A. 核呈杆状或分叶状　　B. 胞质中有嗜天青颗粒和特殊颗粒

C. 抑制过敏反应　　D. 可转化为巨噬细胞

E. 细胞质中的颗粒粗大均匀

5. 有关嗜酸性粒细胞正确的是（　　）

A. 核常分两叶　　B. 具有趋化性

C. 抑制过敏反应　　D. 能杀灭寄生虫

E. 胞质中充满粗大的橘红色颗粒

6. 关于血小板正确的是（　　）

A. 呈双凹圆盘状　　B. 呈双凸圆盘状

C. 无核，无细胞器　　D. 无核，有细胞器

E. 在止血和凝血过程中起重要作用

7. 造血干细胞的特征是（　　）

A. 有很强的增殖能力　　B. 有多向分化能力

C. 保持数量恒定　　D. 有自我复制能力

E. 丧失分裂能力

8. 粒细胞发生的形态演变规律包括（　　）

A. 胞体由大到小　　B. 胞核由小到大

C. 特殊颗粒由少变多　　D. 胞核由大到小
E. 细胞分裂能力从有到无

五、问答题

1. 简述血液中三种有粒白细胞的结构和功能。
2. 写出血液中两种无粒白细胞的名称并简述它们的结构和功能。
3. 简述红细胞和粒细胞在发生过程中的形态演变规律。

参考答案

一、名词解释

1. 血象：对血液中各类血细胞和血小板的形态、结构、分类、数量、比例，以及血红蛋白含量的观察测量称血象。

2. 血小板：血小板由骨髓巨核细胞局部胞质脱落而成，无核，有完整的质膜包裹，进入血液后称血小板。

3. 网织红细胞：是从骨髓进入血液的新生的红细胞。细胞内尚残留部分核糖体，用煌焦油蓝染色呈细网状，故称网织红细胞。它们在血流中经过约一天后核糖体消失，细胞完全成熟。在成人，网织红细胞占红细胞总数的0.5%～1.5%。在骨髓造血功能发生障碍的病人，网织红细胞计数降低。

4. 造血干细胞：起源于胚胎第3周的卵黄囊血岛，是能增殖、分化为各种血细胞的最原始的具有造血功能的细胞。其具有很强的增殖能力、潜在的分化能力和自我更新的能力。

二、填空题

1. 红细胞　白细胞　血小板
2. 细胞核　任何细胞器
3. 有粒白细胞　无粒白细胞　中性粒细胞　嗜酸性粒细胞　嗜碱性粒细胞　单核细胞　淋巴细胞
4. 50%～70%　0.5%～3%　0～1%　3%～8%　20%～30%
5. 巨核细胞　止血和凝血过程
6. 造血组织　血窦　造血细胞　基质细胞
7. 卵黄囊血岛　红骨髓　脾　淋巴结

三、单项选择题

1. B　解释：成熟红细胞无核。
2. C　解释：血液由血浆、血细胞和血小板三部分组成。
3. D　解释：红细胞的寿命约为120天。
4. B　解释：成熟红细胞胞质中充满血红蛋白。

5. D　解释：网织红细胞内尚残留部分核糖体，用煌焦油蓝染色呈细网状。

6. C　解释：血液中加抗凝剂静置或离心后，可分出三层：上层为淡黄色的血浆，中间灰白色薄层为白细胞和血小板，下层红色为红细胞。

7. C　解释：中性粒细胞细胞质中含有大量的细小颗粒。

8. B　解释：单核细胞占白细胞总数的3%～8%。

9. B　解释：嗜酸性粒细胞具有抗过敏和抗寄生虫作用。

10. C　解释：单核细胞进入血液1～2天后进入周围组织中，进一步分化形成巨噬细胞。

11. C　解释：中性粒细胞占白细胞总数的50%～70%，嗜碱性粒细胞占0～1%，淋巴细胞占20%～30%，单核细胞占3%～8%。

12. C　解释：网织红细胞无细胞核，胞质内尚残留部分核糖体。

13. D　解释：出生后，造血干细胞主要存在于红骨髓，其次是脾和淋巴结。

14. A　解释：网织红细胞胞质内尚残留部分核糖体，用煌焦油蓝染色呈细网状。

15. D　解释：根据白细胞胞质内有无特殊颗粒，可分为有粒白细胞和无粒白细胞。

16. A　解释：中性粒细胞有很强的吞噬杀菌功能。

17. A　解释：造血干细胞起源于人胚第3周卵黄囊血岛。

18. B　解释：血细胞的分化发育是一个连续的变化过程，一般分为原始阶段、幼稚阶段（包括早、中、晚三期）和成熟阶段三个阶段。

四、多项选择题

1. ABDE　解释：成熟红细胞无任何细胞器。

2. BD　解释：嗜碱性粒细胞分泌颗粒内含肝素、组胺、嗜酸性粒细胞趋化因子等活性物质，与肥大细胞相似。

3. ABCE　解释：成熟红细胞呈双凹圆盘状，无核，无细胞器，胞质内充满血红蛋白。

4. AB　解释：中性粒细胞胞核呈杆状或分叶状，分叶核2～5叶不等。胞质中充满分布均匀的细小颗粒。电镜下中性粒细胞的颗粒可分为特殊颗粒和嗜天青颗粒。中性粒细胞有很强的吞噬杀菌功能。

5. ABCDE　解释：嗜酸性粒细胞核多为两叶，胞质内充满粗大且分布均匀的橘红色的嗜酸性颗粒。嗜酸性粒细胞可做变形运动，并具有趋化性；可抑制过敏反应，杀灭寄生虫。

6. BDE　解释：血小板是骨髓内巨核细胞胞质脱落下来的小块，因此无细胞核。血小板常呈双凸盘状，在止血和凝血过程中起重要作用。

7. ABCD　解释：造血干细胞的特性：①具有很强的增殖潜能，②具有多向分化能力，③具有自我复制能力，以保持造血干细胞恒定的数量和原有特性。

8. ACDE　解释：粒细胞发生的形态演变过程中细胞核由大到小。

五、问答题

1. 简述血液中三种有粒白细胞的结构和功能。

有粒白细胞分为中性粒细胞、嗜酸性粒细胞和嗜碱性粒细胞3种。

（1）中性粒细胞直径约为10～12μm。细胞核杆状或分叶状，分叶核2～5叶不等。胞质颗粒可分为两种：特殊颗粒染为淡红色，较小，约占80%，颗粒内含碱性磷酸酶、溶菌酶、吞噬素等；嗜天青颗粒是一种溶酶体，染为淡紫色，较大，约占20%，颗粒内含酸性磷酸酶、髓过氧化物酶等。中性粒细胞能作变形运动，由血液进入结缔组织中，具有活跃的吞噬能力。在急性细菌性感染时，其数量增多。

（2）嗜酸性粒细胞直径为10～15μm。细胞核多分为两叶；细胞质内含有粗大的、分布均匀的嗜酸性颗粒，染为橘红色；电镜下，可见颗粒有膜包被，内含晶状小体，以及酸性磷酸酶、芳基硫酸酯酶、过氧化物酶和组胺酶等。嗜酸性粒细胞具有变形运动和趋化性，可灭活组胺以减弱过敏反应，杀灭寄生虫。

（3）嗜碱性粒细胞直径为10～12μm。细胞核常不规则或呈S形，轮廓不清楚。细胞质内含嗜碱性颗粒，染为深紫蓝色颗粒，大小不等，分布不均，常遮盖细胞核；颗粒内含有肝素和组胺等，功能类似于肥大细胞，参与过敏反应。

2. 写出血液中两种无粒白细胞的名称并简述它们的结构和功能。

无粒白细胞分为淋巴细胞和单核细胞两种。

（1）淋巴细胞按其大小可分为小、中、大淋巴细胞，血液内以小淋巴细胞数量最多。小淋巴细胞的细胞核呈圆形，一侧常有凹陷，染色质致密呈块状，染色深；细胞质很少，常在细胞周边成一窄缘，嗜碱性，染为天蓝色，含少量嗜天青颗粒。淋巴细胞是主要的免疫细胞。

（2）单核细胞是血液中体积最大的细胞，直径为14～20μm。细胞核肾形或马蹄形；核染色质呈疏网状，染色较浅。细胞质丰富，呈弱嗜碱性，染为浅灰蓝色，胞质有许多细小的嗜天青颗粒。单核细胞能吞噬异物颗粒，消除体内衰老的细胞，并可分泌多种生物活性物质，参与调节免疫反应。

3. 简述红细胞和粒细胞在发生过程中的形态演变规律。

红细胞和粒细胞的发育过程分为三个阶段：原始阶段、幼稚阶段（又分早、中、晚三期）和成熟阶段。其形态演变有一定的规律：①胞体由大变小。②胞核由大变小，红细胞的核最后消失，粒细胞的核由圆形逐渐变成杆状乃至分叶；核染色质由细疏变粗密，核的着色由浅变深，核仁由明显渐至消失。③胞质由少变多；胞质嗜碱性逐渐变弱，最后消失；胞质内的蛋白成分或特殊结构（在红细胞为血红蛋白，在粒细胞为特殊颗粒）均从无到有，并逐渐增多。④细胞分裂能力逐渐减弱，于晚幼阶段消失。

（安徽中医药大学　刘向国）

第四章 肌组织

一、名词解释

1. 肌节
2. 肌浆网
3. 三联体
4. 闰盘
5. 二联体

二、填空题

1. 相邻两条 Z 线之间的一段________称肌节。每个肌节包括________。它是骨骼肌纤维收缩和舒张功能的________。

2. 肌细胞又称________，肌细胞膜又称________，肌细胞质又称________。

3. 横纹肌纤维的 Z 线上附着有________，M 线上附着有________。

4. 粗肌丝是由________分子组成，而细肌丝是由三种蛋白分子组成，即________、________和________。

5. 肌浆网即肌纤维的________，位于相邻横小管之间，环绕在肌原纤维周围的纵行管状结构又称________，骨骼肌纤维的横小管位于________，心肌纤维的横小管位于________。

6. 相邻心肌纤维之间的连接结构称________。在 H－E 染色标本中呈________或________粗线。电镜下由相邻心肌纤维的突起________而成。

7. 光镜下，心肌纤维呈________状，相互________。核呈________形，1～2 个，位于细胞________。

三、单项选择题

1. 关于骨骼肌纤维细胞核的描述中，哪一项正确(　　)

A. 一个细胞核，位于细胞中央

B. 多个细胞核，位于细胞中央

C. 一个细胞核，位于肌膜下

D. 呈椭圆形，多个，甚至上百个细胞核，位于肌膜下

E. 呈长梭形，多个，甚至上百个细胞核，位于肌膜下

2. 肌节是(　　)

A. 相邻两条 Z 线间的一段肌原纤维

B. 相邻两条 Z 线间的一段肌纤维

C. 相邻两条 M 线间的一段肌纤维

D. 相邻两个 H 带间的一段肌纤维

E. 相邻两条 M 线间的一段肌原纤维

3. 肌节是由（　　）

A. I 带 + A 带组成　　B. 1/2 A 带 + I 带 + 1/2 A 带组成

C. A 带 + A 带组成　　D. 1/2 I 带 + A 带组成

E. 1/2 I 带 + A 带 + 1/2 I 带组成

4. 骨骼肌纤维形成横纹的原因是（　　）

A. 多个细胞核横向规律排列

B. 肌浆内线粒体横向规律排列

C. 质膜内褶形成的横小管规律排列

D. 相邻肌原纤维的明带和明带、暗带和暗带对应，排列在同一水平

E. 明带和暗带内肌红蛋白含量不同

5. 骨骼肌纤维内贮存钙离子的结构主要是（　　）

A. 肌浆　　B. 横小管

C. 线粒体　　D. 粗面内质网

E. 肌浆网

6. 能与 Ca^{2+} 结合的是（　　）

A. 肌动蛋白　　B. 原肌球蛋白

C. 肌球蛋白　　D. 肌红蛋白

E. 肌钙蛋白

7. 骨骼肌纤维的横小管由（　　）

A. 滑面内质网形成　　B. 粗面内质网形成

C. 高尔基复合体形成　　D. 肌浆网形成

E. 肌膜向肌浆内凹陷形成

8. 骨骼肌纤维三联体的结构是（　　）

A. 由一条横小管与其两侧的终池构成　　B. 由两条横小管及其中间终池构成

C. 由两条纵小管及其中间终池构成　　D. 由一条横小管和一个终池构成

E. 由两条纵小管和一条横小管构成

9. 骨骼肌纤维收缩时，其肌节的变化是(　　)

A. 仅 I 带缩短　　B. 仅 A 带缩短

C. I 带、A 带均缩短　　D. 仅 H 带缩短

E. I 带、H 带均缩短

10. 构成粗肌丝的蛋白质分子是(　　)

A. 肌球蛋白　　B. 肌动蛋白
C. 原肌球蛋白　　D. 肌钙蛋白
E. 肌红蛋白

11. 心肌闰盘处有(　　)
A. 中间连接、桥粒、紧密连接　　B. 中间连接、桥粒、缝隙连接
C. 紧密连接、桥粒、缝隙连接　　D. 连接复合体、缝隙连接
E. 连接复合体、桥粒、紧密连接

12. 心肌纤维能成为一个同步舒缩的功能整体，主要依赖于(　　)
A. 横小管　　B. 肌浆网
C. 缝隙连接　　D. 紧密连接
E. 中间连接

13. 平滑肌纤维内有（　　）
A. 粗肌丝　　B. 细肌丝
C. 中间丝　　D. 密体和密斑
E. 以上都有

14. 下述平滑肌的结构中，哪一项相当于横纹肌的横小管（　　）
A. 密体　　B. 密斑
C. 肌膜内陷形成的小凹　　D. 中间丝
E. 肌浆网

15. 组成细肌丝的蛋白质是（　　）
A. 肌动蛋白、肌红蛋白和肌球蛋白　　B. 肌动蛋白、肌钙蛋白和肌红蛋白
C. 肌动蛋白、原肌球蛋白和肌钙蛋白　　D. 肌动蛋白、肌球蛋白和肌钙蛋白
E. 肌球蛋白、肌红蛋白和原肌球蛋白

四、多项选择题

1. 肌组织的特点是（　　）
A. 单纯由肌细胞构成　　B. 由肌细胞和大量细胞间质构成
C. 由肌纤维和少量结缔组织构成　　D. 骨骼肌受躯体神经支配，属随意肌
E. 心肌和平滑肌不受神经支配，属不随意肌

2. 关于骨骼肌纤维的三联体，下列叙述正确的是（　　）
A. 由一个横小管与两侧的终池组成　　B. 横小管与肌膜相连续
C. 光镜下可见　　D. 其作用是将兴奋传到肌浆网
E. 终池的膜上有钙泵

3. 心肌纤维的结构特点是（　　）
A. 横小管较粗，位于 Z 线水平　　B. 肌质网发达，贮钙能力强
C. 终池小，多与横小管形成二联体　　D. 肌原纤维和横纹不明显
E. 细胞间有闰盘

4. 构成骨骼肌纤维细肌丝的蛋白质有（　　）
A. 肌红蛋白　　B. 原肌球蛋白

C. 肌动蛋白　　D. 肌钙蛋白
E. 肌球蛋白

5. 闰盘的连接方式包括（　　）
A. 桥粒　　B. 缝隙连接
C. 半桥粒　　D. 中间连接
E. 突触

6. 平滑肌纤维的光镜结构特点是（　　）
A. 肌纤维呈长梭形　　B. 无横纹
C. 能见明显的肌原纤维　　D. 肌纤维有分支
E. 有一个细胞核

7. 肌纤维的肌浆网（　　）
A. 是肌浆内的滑面内质网
B. 肌浆网膜上有钙泵蛋白，是一种 ATP 酶
C. 纵行于肌原纤维内
D. 两端呈环形扁囊，称为终池，与横小管相通
E. 贮存肌红蛋白

8. 骨骼肌纤维的粗肌丝位于肌节的（　　）
A. Z 线　　B. I 带
C. M 线　　D. A 带
E. H 带

9. 骨骼肌纤维的细肌丝位于肌节的（　　）
A. Z 线　　B. I 带
C. H 带　　D. H 带以外的 A 带
E. M 线

10. 平滑肌纤维不同于心肌纤维的是(　　)
A. 无线粒体　　B. 无闰盘
C. 无横小管　　D. 无内质网
E. 无纵小管

五、问答题

1. 试比较骨骼肌、心肌、平滑肌结构的异同点。
2. 试述粗肌丝和细肌丝的分子组成。

参考答案

一、名词解释

1. 肌节：相邻两条 Z 线之间的一段肌原纤维称肌节，每个肌节由 1/2 I 带 + A 带 + 1/2 I 带组成，肌节是骨骼肌收缩和舒张功能的基本结构单位。

2. 肌浆网：是肌纤维内特化的滑面内质网，位于相邻横小管之间，其中环绕在每条肌原纤维周围的管状结构又称纵小管，位于横小管两侧的肌浆网扩大成环形扁囊称终池，终池之间是相互吻合的纵小管。肌浆网有调节肌浆内钙离子浓度的作用，对肌纤维的收缩起重要作用。

3. 三联体：位于骨骼肌纤维内 A 带和 I 带交界处，由一条横小管和其两侧的终池共同构成。其功能是将肌膜的兴奋传至肌浆网膜，使钙离子大量进入肌浆，引起肌丝滑动，肌原纤维收缩。

4. 闰盘：是心肌纤维连接处特有的结构。在 H－E 染色标本中呈着色较深的横形或阶梯状粗线。电镜下，闰盘位于 Z 线水平，是由相邻心肌纤维的连接面彼此凹凸嵌合而成；在横位部分有中间连接和桥粒，起着牢固的连接作用；纵位部分有缝隙连接，有利于肌纤维间交换化学信息和传递电冲动，保证心肌纤维同步收缩。

5. 二联体：心肌纤维中，肌浆网较稀疏，纵小管不甚发达，终池少而小，横小管多与一侧终池相贴组成二联体，心肌肌浆网储存钙离子能力较差。

二、填空题

1. 肌原纤维　1/2 I 带＋ A 带＋1/2 I 带　基本结构单位
2. 肌纤维　肌膜　肌浆
3. 细肌丝　粗肌丝
4. 肌球蛋白　肌动蛋白　原肌球蛋白　肌钙蛋白
5. 滑面内质网　纵小管　I 带与 A 带交界处　Z 线水平
6. 闰盘　横行 阶梯状　嵌合
7. 分支短柱　连接成网　卵圆　中央

三、单项选择题

1. D　解释：骨骼肌纤维为长圆柱形，核呈椭圆形，多个，位于肌膜下。

2. A　解释：相邻两条 Z 线之间的一段肌原纤维称肌节。

3. E　解释：每个肌节由 1/2 I 带＋A 带＋1/2 I 带组成，长约 2～2.5μm，它是骨骼肌收缩和舒张功能的基本结构单位。

4. D　解释：由于肌原纤维紧密聚集，相邻肌原纤维的明、暗带又排列在同一平面上，肌纤维上也呈现明暗交替的横纹。

5. E　解释：肌纤维舒张时，肌浆网膜上的钙泵可将肌浆内 Ca^{2+} 泵回肌浆网内并与钙螯合蛋白结合，储存起来。

6. E　解释：肌钙蛋白由 3 个球形亚单位组成：TnT 亚单位将肌钙蛋白固定于原肌球蛋白上，TnI 是抑制肌动蛋白和肌球蛋白相互作用的亚单位，TnC 亚单位可与 Ca^{2+} 结合而引起肌钙蛋白构象改变。

7. E　解释：横小管又称 T 小管，是由肌膜向肌浆内凹陷形成的小管，它垂直于肌膜表面。

8. A　解释：每条横小管与其两侧的终池组成三联体。

9. E　解释：骨骼肌纤维收缩时，细肌丝滑入粗肌丝之间，I 带和 H 带缩短，A 带长度不变，肌节缩短。

10. A 解释：粗肌丝由肌球蛋白分子组成，肌球蛋白分子平行排列，集合成束，组成一条粗肌丝。

11. B 解释：闰盘在横向连接的部分有中间连接和桥粒，在纵向连接部分有缝隙连接。

12. C 解释：闰盘在纵向连接部分有缝隙连接，便于细胞间信息传导，保证心肌纤维同步收缩。

13. E 解释：平滑肌的骨架系统比较发达，由密斑、密体和中间丝组成。平滑肌纤维肌浆内含有粗、细两种肌丝，细肌丝一端固定于密斑或密体上，另一端游离。粗肌丝均匀地分布在细肌丝之间。

14. C 解释：平滑肌纤维的肌膜向肌浆内凹陷形成数量众多的小凹，相当于横纹肌横小管。

15. C 解释：细肌丝由肌动蛋白、原肌球蛋白和肌钙蛋白三种分子组成。

四、多项选择题

1. CD 解释：肌组织主要由特殊分化的肌细胞组成，肌细胞间有少量结缔组织、血管、淋巴管和神经。骨骼肌受躯体神经支配，属随意肌；心肌和平滑肌受自主神经支配，为不随意肌。

2. ABDE 解释：横小管又称 T 小管，是由肌膜向肌浆内凹陷形成的小管，肌浆网的膜上有钙泵蛋白（一种 ATP 酶），横小管膜的电兴奋可引起肌浆网膜的钙通道开启，使肌浆网内 Ca^{2+} 向肌浆内迅速释放，肌浆内 Ca^{2+} 浓度升高。电镜下可见。

3. ACDE 解释：心肌纤维内大量纵行排列的肌丝组成粗细不等的肌丝束，不形成明显的肌原纤维；横小管较粗，位于 Z 线水平；肌浆网较稀疏，纵小管不甚发达，终池少而小，横小管多与一侧终池相贴组成二联体，故心肌肌浆网储存 Ca^{2+} 能力较差；闰盘位于 Z 线水平。

4. BCD 解释：细肌丝由肌动蛋白、原肌球蛋白和肌钙蛋白三种分子组成。

5. ABD 解释：闰盘在横向连接的部分有中间连接和桥粒；在纵向连接部分有缝隙连接。

6. ABE 解释：平滑肌纤维呈长梭形，有一个细胞核，呈杆状或椭圆形，位于细胞中央，肌浆内含有粗、细两种肌丝，但不形成肌原纤维，故无横纹。

7. AB 解释：肌浆网是肌纤维内特化的滑面内质网，环绕在肌原纤维周围，位于横小管两侧的肌浆网扩大成环行扁囊称终池，每条横小管与其两侧的终池组成三联体，横小管的肌膜与终池的肌浆网膜间形成三联体连接，肌浆网的膜上有钙泵蛋白（一种 ATP 酶），肌浆网的功能是调节肌浆内 Ca^{2+} 浓度。

8. CDE 解释：粗肌丝位于肌节 A 带，中央固定于 M 线上，H 带由粗肌丝组成，而 A 带其余部分则由粗、细两种肌丝组成。

9. ABD 解释：细肌丝一端固定于 Z 线上，另一端游离，插入粗肌丝之间，止于 H 带外缘。因此，I 带由细肌丝组成，H 带由粗肌丝组成，而 A 带其余部分则由粗、细两种肌丝组成。

10. BCE 解释：平滑肌纤维的肌膜向肌浆内凹陷形成小凹，相当于横纹肌横小管，肌浆网不发达，呈稀疏的小管状。细胞核两端肌浆较多，含有线粒体等细胞器。相邻平滑肌纤维之间有缝隙连接，便于细胞间信息传递，没有闰盘。

五、问答题

1. 试比较骨骼肌、心肌、平滑肌结构的异同点。

相同点：①三种肌纤维肌浆内均含肌丝；②均有舒缩功能。

不同点如表4－1所示：

表4－1 骨骼肌、心肌、平滑肌结构差异

	骨骼肌	心肌	平滑肌
分布	附着于骨骼	心脏壁	心血管壁、内脏器官
收缩特点	随意，收缩快而有力	不随意，有一定节律性	不随意而缓慢
形态	长圆柱形	柱状有分枝，吻合成网	长梭形
细胞核	椭圆，多个，位于肌膜下	卵圆，1～2个，居中	椭圆或杆状，1个，居中
肌丝	排列规律，形成明显的肌原纤维	形成肌丝束	粗、细肌丝形成肌丝单位
横纹	明显	有，不及骨骼肌明显	无横纹
横小管	位于A、I带交界处	位于Z线水平	无横小管，有肌膜小凹
肌浆网	发达，具有三联体	稀疏，仅有二联体	很不发达
细胞连接		闰盘	缝隙连接

2. 试述粗肌丝和细肌丝的分子组成。

（1）骨骼肌的肌原纤维由粗、细肌丝沿肌原纤维长轴平行、规律排列而成。

（2）粗肌丝由肌球蛋白分子平行组装而成。肌球蛋白形似豆芽，分为头和杆两部分，头部相当于两个豆瓣。肌球蛋白分子集合成束，杆部均朝向粗肌丝的中段，头部则朝向粗肌丝的两端并露出表面，称为横桥。

（3）细肌丝由肌动蛋白、原肌球蛋白和肌钙蛋白组成。

（4）球形肌动蛋白单体互相连接形成纤维形，两条纤维形肌动蛋白缠绕形成双股螺旋链；原肌球蛋白由两条较短的多肽链相互缠绕形成双螺旋结构，多个原肌球蛋白分子首尾相连，嵌于肌动蛋白双螺旋链的浅沟内；每个原肌球蛋白分子上连有一个肌钙蛋白，后者由3个球形亚单位组成，分别称为TnC、TnI和TnT。

（山东中医药大学 王媛）

第五章 神经组织

一、名词解释

1. 尼氏体
2. 神经原纤维
3. 突触
4. 神经纤维
5. 运动终板
6. 血－脑屏障

二、填空题

1. 神经组织由________和________组成。

2. 神经元由________和________组成；神经元的突起分________和________两种。

3. 神经元细胞核的特点是________而________，位于细胞中央，着色________，________明显。

4. 尼氏体是存在于神经元________和________内的斑块状或颗粒状结构，H－E 染色染成________色，在电镜下由丰富的________和________组成，它的功能是________。

5. 神经原纤维银染标本可显示出________色的丝状结构。电镜下，是由________和________积聚而成的。

6. 突触是神经元与________之间或神经元与________之间的一种特化的________。电镜下，化学突触在电镜下由________、________、________组成。

7. 形成周围神经纤维髓鞘的细胞是________，形成中枢神经纤维髓鞘的细胞是________。

8. 周围神经系统的神经胶质细胞可分为________和________两种。

9. 中枢神经系统的神经胶质细胞可分为________、________、________和________四种类型。

10. 神经末稍可分为两大类即________和________。

三、单项选择题

1. 神经组织的组成是(　　)
   A. 神经元和神经纤维　　B. 神经胶质细胞和神经纤维
   C. 神经元和神经胶质细胞　　D. 神经元及其间的少量结缔组织
2. 神经元尼氏体分布在(　　)
   A. 胞体和轴突内　　B. 胞体和树突内
   C. 树突和轴突内　　D. 胞体内
3. 化学突触内与神经冲动传递直接相关的结构是(　　)
   A. 线粒体　　B. 微丝
   C. 微管　　D. 突触小泡
4. 尼氏体在电镜下的结构是(　　)
   A. 粗面内质网和游离核糖体　　B. 粗面内质网和线粒体
   C. 滑面内质网和游离核糖体　　D. 滑面内质网和溶酶体
5. 具有吞噬功能的神经胶质细胞是(　　)
   A. 小胶质细胞　　B. 少突胶质细胞
   C. 室管膜细胞　　D. 星形胶质细胞
6. 有髓神经纤维的神经膜是(　　)
   A. 施万细胞胞膜和基膜　　B. 神经内膜
   C. 神经束膜　　D. 神经元胞膜和基膜
7. 神经元的形态多样，大小不一，其结构可分为(　　)
   A. 细胞膜、细胞质和细胞核　　B. 胞体和突起
   C. 神经纤维和神经末梢　　D. 树突和轴突
8. 关于光镜下神经元的描述，哪项是错误的(　　)
   A. 细胞形态多种多样，均有突起　　B. 分为胞体、树突和轴突三部分
   C. 核大而圆，着色浅，核仁明显　　D. 胞体及突起内均有嗜碱性的尼氏体
9. 周围神经系统有髓神经纤维的髓鞘来自(　　)
   A. 星形胶质细胞　　B. 少突胶质细胞
   C. 小胶质细胞　　D. 施万细胞
10. 形成中枢神经系统有髓神经纤维髓鞘的细胞是(　　)
    A. 星形胶质细胞　　B. 施万细胞
    C. 小胶质细胞　　D. 少突胶质细胞
11. 关于突触描述哪项是错误的(　　)
    A. 是神经元与神经元之间或神经元与非神经元之间的特化的细胞连接
    B. 突触后膜有神经递质的受体
    C. 由突触前成分、突触间隙和突触后成分组成
    D. 突触前成分内有许多突触小泡，小泡内含有营养物质
12. 运动终板的功能是(　　)
    A. 骨骼肌的本体感受器　　B. 促进心肌、平滑肌收缩和腺体分泌

C. 支配骨骼肌的收缩　　D. 感受深压觉

13. 具有嗜银性的结构是(　　)

A. 肌原纤维　　B. 肌纤维

C. 神经原纤维　　D. 弹性纤维

14. 关于髓鞘哪项是错误的(　　)

A. 中枢神经纤维的髓鞘由少突胶质细胞形成

B. 周围神经纤维的髓鞘由星形胶质细胞形成

C. 一个施万细胞只形成髓鞘的一个结间体

D. 一个少突胶质细胞可在多个轴突上形成髓鞘

15. 下列哪种不属于感觉神经末梢(　　)

A. 触觉小体　　B. 肌梭

C. 运动终板　　D. 环层小体

16. 下列何种细胞是神经胶质细胞(　　)

A. 星形胶质细胞　　B. 嗅细胞

C. 锥体细胞　　D. 神经节细胞

17. 血 - 脑屏障的结构中错误的是(　　)

A. 有孔毛细血管内皮　　B. 基膜

C. 连续毛细血管内皮　　D. 星形胶质细胞突起的脚板

18. 感受压觉和振动觉的结构是(　　)

A. 游离神经末梢　　B. 触觉小体

C. 环层小体　　D. 肌梭

四、多项选择题

1. 化学突触由下列哪些结构组成(　　)

A. 突触前膨大　　B. 突触后成分

C. 突触间隙　　D. 突触前膜

E. 缝隙连接

2. 中枢神经系统的神经胶质细胞包括(　　)

A. 星形胶质细胞　　B. 少突胶质细胞

C. 施万细胞　　D. 室管膜细胞

E. 卫星细胞

3. 关于神经元的描述哪些正确(　　)

A. 神经元胞体的大小差异很大

B. 有些神经元具有内分泌的功能

C. 神经元胞质中有尼氏体和神经原纤维两种特征性的结构

D. 突起长短不一，分为树突和轴突

E. 神经元轴突内有尼氏体

4. 形成神经纤维髓鞘的细胞是(　　)

A. 卫星细胞　　B. 小胶质细胞

C. 少突胶质细胞　　　　　　　D. 施万细胞
E. 星形胶质细胞

5. 突触包括(　　)
A. 神经元与神经元之间的传递信息的特化结构
B. 神经元与肌细胞之间的传递信息的特化结构
C. 神经元与腺细胞之间的传递信息的特化结构
D. 神经元与星形胶质细胞之间的传递信息的特化结构
E. 神经元与少突胶质细胞之间的传递信息的特化结构

6. 关于化学突触哪些项是错误的(　　)
A. 只有在神经元与神经元之间才存在的细胞连接
B. 是神经元传递神经冲动的结构
C. 由突触前成分、突触间隙和突触后成分组成
D. 突触前成分内有许多突触小泡，小泡内含有营养物质
E. 突触的神经冲动是双向的

7. 中枢神经系统的胶质细胞(　　)
A. 是一种特殊的结缔组织细胞　　　B. 数量比神经元多
C. 没有突起　　　　　　　　　　　D. 对神经元起着支持、营养等作用
E. 保持分裂增殖能力

8. 被囊神经末梢包括(　　)
A. 触觉小体　　　　　　　B. 运动终板
C. 肌梭　　　　　　　　　D. 环层小体
E. 游离神经末梢

五、问答题

1. 试述神经元细胞的结构，并绘图说明。
2. 试述化学突触的超微结构，并绘图说明，标出相关结构。
3. 试述周围神经系统有髓神经纤维的结构，并绘图说明。

参考答案

一、名词解释

1. 尼氏体：是位于神经元胞体和树突内的嗜碱性颗粒或斑块，电镜下，由粗面内质网和游离核糖体构成。不同神经元的尼氏体形状、数量和分布不同。尼氏体的功能是合成蛋白质。

2. 神经原纤维：光镜下观察镀银标本可见神经元胞体内有许多棕黑色细丝交错排列成网状，并伸入突起内。电镜下，神经原纤维由神经丝和微管构成。神经原纤维构成神经元的细胞骨架，并参与神经元内的物质运输。

3. 突触：神经元与神经元之间或神经元与效应细胞之间特化的细胞连接。

4. 神经纤维：由神经元的长的突起外面包裹神经胶质细胞组成，其功能是传导冲动。

5. 运动终板：又称神经肌连接，分布于骨骼肌的躯体运动神经末梢。运动神经元的轴突抵达骨骼肌时，失去髓鞘，末端反复分支，每一分支终末形成环扣样膨大，与肌纤维建立突触连接，支配骨骼肌纤维的收缩活动。

6. 血－脑屏障：脑内毛细血管与神经组织之间的屏障结构，由连续毛细血管内皮、基膜、星形胶质细胞突起的脚板形成的胶质膜所组成。它可阻止血液中某些物质进入脑组织，但能选择性让营养物质和代谢产物顺利通过，以维持脑组织内环境的相对稳定。

二、填空题

1. 神经元　神经胶质细胞
2. 胞体　突起　树突　轴突
3. 大　圆　浅　核仁
4. 胞体　树突　紫蓝　粗面内质网　游离核糖体　合成蛋白质
5. 棕黑　神经丝　微管
6. 神经元　非神经元（或效应细胞）　细胞连接　突触前成分　突触间隙　突触后成分
7. 神经膜细胞（或施万细胞）　少突胶质细胞
8. 神经膜细胞（或施万细胞）　卫星细胞
9. 星形胶质细胞　少突胶质细胞　小胶质细胞　室管膜细胞
10. 感觉神经末梢　运动神经末梢

三、单项选择题

1. C　解释：神经组织由神经元和神经胶质细胞组成。

2. B　解释：尼氏体分布在胞体和树突内，轴突内没有尼氏体。

3. D　解释：突触小泡内含神经递质，与信息传导有关。

4. A　解释：电镜下观察，尼氏体是由大量粗面内质网和游离核糖体组成。

5. A　解释：小胶质细胞是机体单核吞噬细胞系统分布在中枢神经系统的成员，具有吞噬功能。

6. A　解释：神经膜细胞的最外层细胞膜与其外方的基膜合称为神经膜。

7. B　解释：每个神经元在结构上均可分为胞体和突起两部分。

8. D　解释：轴突内没有尼氏体。

9. D　解释：施万细胞是周围神经系统有髓神经纤维髓鞘的形成细胞。

10. D　解释：少突胶质细胞突起末端可呈叶片样膨大，包绕神经元的轴突形成中枢有髓神经纤维的髓鞘。

11. D　解释：突触小泡内含神经递质。

12. C　解释：运动终板为分布在骨骼肌纤维处的运动神经末梢，支配骨骼肌的收缩。

13. C　解释：镀银标本可见神经元胞体内有许多棕黑色细丝为神经原纤维。

14. B 解释：施万细胞是周围神经系统有髓神经纤维髓鞘的形成细胞。

15. C 解释：运动终板为分布在骨骼肌纤维处的运动神经末梢。

16. A 解释：中枢神经系统的胶质细胞包括星形胶质细胞、少突胶质细胞、小胶质细胞和室管膜细胞；周围神经系统的胶质细胞包括施万细胞和卫星细胞。

17. A 解释：血脑屏障由连续毛细血管内皮、基膜、星形胶质细胞突起的脚板形成的胶质膜所组成。

18. C 解释：环层小体能感受较强应力刺激，产生震动、张力和压觉感。

四、多项选择题

1. ABCD 解释：化学突触由突触前成分、突触后成分、突触间隙三部分组成。突触前成分包括突触前膨大和突触前膜两部分。

2. ABD 解释：中枢神经系统的胶质细胞包括星形胶质细胞、少突胶质细胞、小胶质细胞和室管膜细胞。

3. ABCD 解释：神经元的形态、大小差异甚大，结构上均可分为胞体和突起两部分，胞体内有尼氏体和神经原纤维；轴突内没有尼氏体。

4. CD 解释：少突胶质细胞形成中枢有髓神经纤维的髓鞘。施万细胞形成周围神经系统有髓神经纤维髓鞘。

5. ABC 解释：神经元与神经元之间或神经元与效应细胞之间特化的细胞连接。

6. ADE 解释：神经元与神经元之间或神经元与效应细胞之间特化的细胞连接。化学突触由突触前成分、突触后成分、突触间隙三部分组成；突触小泡内含神经递质。

7. BDE 解释：神经胶质细胞有突起，数量是神经元的10～50倍，对神经元起支持、保护、营养、修复和绝缘等作用。

8. ACD 解释：被囊神经末梢常见的有触觉小体、环层小体和肌梭。

五、问答题

1. 试述神经元细胞的结构，并绘图说明。

神经元的基本结构包括胞体和突起两部分。胞体是神经元的营养和代谢中心；细胞核大而圆，着色浅，核仁明显；细胞质含尼氏体和神经原纤维，尼氏体是嗜碱性的颗粒或斑块，电镜下由粗面内质网和游离核糖体构成，功能为合成蛋白质；神经原纤维在镀银染色切片中呈棕黑色细丝，交织成网，并伸入突起内，电镜下由神经丝和微管构成，是神经元的细胞骨架，微管还参与物质运输；细胞膜是可兴奋膜，具有接受刺激、产生和传导神经冲动的功能。突起分为树突和轴突。树突分支多，在分支上有许多树突棘；树突内的结构和胞体相似；树突的功能主要是接受刺激。轴突从胞体发出的部位呈圆锥形，称轴丘，轴丘和轴突不含尼氏体，故染色淡；轴突一般比树突细，直径较均匀；轴突的主要功能是传导神经冲动。

绘图说明（略）。

2. 试述化学突触的超微结构，并绘图说明，标出相关结构。

化学突触包括突触前成分、突触间隙和突触后成分。突触前、后成分彼此相对的细胞膜分别称为突触前膜和突触后膜，突触前、后膜胞质面常有致密物质附着而增厚，两者之间的间隙为突触间隙。突触前成分一般是神经元的轴突终末，由突触前膨大和突触前膜组成。突触前膨大呈球状膨大，其内有许多突触小泡，还有少量线粒体、微管和微丝等；突触前膜上有钙离子通道。突触后膜上有神经递质的受体。

绘图说明（略）。

3. 试述周围神经系统有髓神经纤维的结构，并绘图说明。

光镜下观察，周围神经系统的有髓神经纤维呈长条节段形，其中央有轴突穿行，轴突外包有髓鞘，髓鞘外有神经膜，神经膜由最外面的一层胞膜与其外侧的基膜形成。纵切面上可见轴突外有神经膜和髓鞘分节段包裹轴突，每一节段称结间体，两结间体之间呈弧形缩窄区称郎飞结。电镜下，髓鞘为明暗相间的板层结构，是由神经膜细胞的胞膜呈同心圆包卷轴突而形成。

绘图说明（略）。

（山西中医学院　刘建春）

第六章　神经系统

一、名词解释

1. 灰质
2. 皮质
3. 白质
4. 神经节
5. 脑脊膜
6. 脉络丛

二、填空题

1. 中枢神经系统由________和________组成，它们的实质可分为________和________两部分。

2. 脊髓位于________内，呈扁圆柱形，周边为白质，中央为灰质。其功能主要是传导________和进行________活动。

3. 小脑皮质从表及里呈现明显的 3 层，即________、________和________。小脑皮质的传入纤维可分攀缘纤维、苔藓纤维和单胺能纤维三种，前两种纤维为兴奋性纤维，后者为抑制性纤维。

4. 大脑皮质的神经元按细胞的形态分为________、________、________三种，均属多极神经元，各层细胞间通过________而形成复杂的联系。

5. 神经节分为________、________和________。自主神经节按形态功能和药理特点，可分为________和________。

三、单项选择题

1. 下列哪项是小脑皮质的核心，是小脑皮质中唯一的传出神经元（　　）
   A. 高尔基细胞　　B. 颗粒细胞
   C. 星形细胞　　D. 浦肯野细胞

2. 蛛网膜与软膜之间有一宽阔的腔隙，称蛛网膜下腔，内含（　　）
   A. 血液　　B. 脑脊液
   C. 淋巴液　　D. 组织液

3. 脊神经后根在椎间孔附近有椭圆形的膨大，称脊神经节，属于（　　）
A. 感觉神经节　B. 运动神经节
C. 联络神经节　D. 中间神经节
4. 成人脑脊液约（　　）
A. 50～100mL　B. 100～150mL
C. 150～200mL　D. 200～250mL
5. 下列哪种细胞是大脑皮质内的主要投射神经元，数量较多，可分大、中、小三型（　　）
A. 浦肯野细胞　B. 锥体细胞
C. 颗粒细胞　D. 梭形细胞

四、多项选择题

1. 小脑皮质内的神经元有5种（　　）
A. 浦肯野细胞　B. 颗粒细胞
C. 星形细胞　D. 篮状细胞
E. 高尔基细胞
2. 小脑的主要功能是（　　）
A. 联系大脑和脊髓　B. 调节肌张力
C. 调整肌群的协调动作　D. 维持身体平衡
E. 对各种信息进行分析、整合和贮存
3. 大脑皮质内的神经元分为传出神经元和中间神经元两类。传出神经元主要是锥体细胞和梭形细胞。中间神经元包括（　　）
A. 颗粒细胞　B. 篮状细胞
C. 浦肯野细胞　D. 水平细胞
E. 星形细胞等
4. 脑脊膜是包裹在脑和脊髓表面的结缔组织膜。由外至内分为以下三层（　　）
A. 硬膜　B. 中膜
C. 蛛网膜　D. 软膜
E. 脉络膜
5. 下列哪些属于中枢神经系统（　　）
A. 脑　B. 脊髓
C. 脑神经节　D. 脑神经
E. 脊神经

五、问答题

1. 简述神经系统的组成和功能。
2. 简述血－脑脊液屏障的构成和功能。

参考答案

一、名词解释

1. 灰质：在中枢神经系统内，神经元胞体和树突集中的区域，色泽灰暗，称为灰质。

2. 皮质：大、小脑的灰质大部分居于浅表，又称皮质。

3. 白质：在中枢神经系统内，神经纤维集中的区域，色泽苍白，称为白质。

4. 神经节：周围神经系统内神经元胞体集中的区域，称神经节。

5. 脑脊膜：是包裹在脑和脊髓表面的结缔组织膜。由外至内分为硬膜、蛛网膜和软膜三层，具有营养、保护和支持脑与脊髓的作用。

6. 脉络丛：是由第三、四脑室顶和部分侧脑室壁的软膜与室管膜直接相贴并突入脑室而形成的皱襞状结构。

二、填空题

1. 脑　脊髓　灰质　白质

2. 椎管　上、下行神经冲动　反射

3. 分子层　浦肯野细胞层　颗粒层

4. 锥体细胞　颗粒细胞　梭形细胞　突触

5. 脑神经节　脊神经节　自主神经节　交感神经节　副交感神经节

三、单项选择题

1. D　解释：小脑皮质的五种神经元中，浦肯野细胞是唯一的传出神经元，其他四种神经元均为中间神经元。

2. B　解释：蛛网膜与软膜之间有一宽阔的腔隙，称蛛网膜下腔，内含脑脊液。

3. A　解释：脊神经后根在椎间孔附近有椭圆形的膨大，称脊神经节，属感觉神经节。

4. B　解释：成人脑脊液约100～150mL，充满脑室、脊髓中央管、蛛网膜下腔和血管周隙，通过蛛网膜粒进入血液，形成脑脊液循环。

5. B　解释：锥体细胞是大脑皮质内的主要投射神经元，数量较多，可分大、中、小三型。

四、多项选择题：

1. ABCDE　解释：小脑皮质从表及里呈现明显的3层，即分子层、浦肯野细胞层和颗粒层。皮质内的神经元有5种：浦肯野细胞、颗粒细胞、星形细胞、篮状细胞和高尔基细胞。

2. BCD　解释：小脑的主要功能是调节肌张力，调整肌群的协调动作和维持身体平衡。

3. BDE 解释：大脑皮质内的神经元分为传出神经元和中间神经元两类。传出神经元主要是锥体细胞和梭形细胞。中间神经元包括篮状细胞、水平细胞、星形细胞等。

4. ACD 解释：脑脊膜是包裹在脑和脊髓表面的结缔组织膜。由外至内分为硬膜、蛛网膜和软膜三层。

5. AB 解释：中枢神经系统由脑和脊髓组成，它们的实质可分为灰质和白质两部分。

五、问答题：

1. 简述神经系统的组成和功能。

神经系统主要由神经组织构成，是人体结构和功能最复杂的系统，调节和控制其他各系统的功能活动，使机体成为一个完整的统一体。神经系统包括中枢神经系统和周围神经系统。前者包括脑和脊髓，后者包括脑神经、脊神经、自主神经和脑神经节、脊神经节、自主神经节。

2. 简述血－脑脊液屏障的构成和功能。

脉络丛上皮和脉络丛毛细血管内皮共同构成血－脑脊液屏障，可以选择性地阻止某些物质由血液进入脑脊液，使脑脊液保持稳定的成分。脑脊液的检查对中枢神经系统疾病诊断和预后都有很重要的意义，尤其是脑脊液活性物质的测定，对老年痴呆和舞蹈病等都有重要的应用价值。

（黑龙江中医药大学　刘斌）

第七章　循环系统

一、名词解释

1. 心房特殊颗粒

2. 起搏细胞

3. 周细胞

4. 微循环

二、填空题

1. 心壁由________、________和________构成；心内膜由________、________和________构成。

2. 血管的管壁一般可分为________、________和________三层，而毛细血管则由________和________构成。

3. 根据内皮细胞等结构特点可将毛细血管分为________、________和________。

4. 人体内除了________、________、________、________、________等处外，其他组织和器官大多都有淋巴管分布。

5. 微循环的六个组成部分是________、________、________、________、________和________。

三、单项选择题

1. 构成心内膜的结构是(　　)

A. 内皮、内皮下层　　B. 内皮、心内膜下层

C. 内皮、内皮下层、心内膜下层　　D. 内皮、固有层、心内膜下层

2. 有关心房钠尿肽何项为错(　　)

A. 由心房肌纤维分泌　　B. 由内皮细胞分泌

C. 有利尿排钠作用　　D. 有扩张血管、降低血压作用

3. 浦肯野纤维分布于(　　)

A. 内皮下层　　B. 心室的心内膜下层

C. 心内膜　　D. 心外膜

4. 血管壁的一般组织结构可分为(　　)

A. 内皮、中膜、外膜
B. 内皮、内弹性膜、外膜
C. 内弹性膜、中膜、外膜
D. 内膜、中膜、外膜

5. 关于大动脉的结构特征何项为错( )
A. 内皮下层含平滑肌细胞
B. 中膜主要由大量的弹性膜构成
C. 内膜与中膜分界不明显
D. 外膜厚，外弹性膜明显

6. 关于中动脉何项为错( )
A. 内弹性膜不明显
B. 中膜无弹性膜
C. 管径在 1 ~ 10mm 之间
D. 又称肌性动脉

7. 中动脉的内膜组成依次为( )
A. 内皮、内弹性膜、内膜下层
B. 内皮、内弹性膜
C. 内皮、内皮下层、内弹性膜
D. 内皮、内皮下层、内膜下层

8. 关于静脉的描述何项为错( )
A. 管径大，管壁薄
B. 管壁结构变异大
C. 内为动脉血
D. 管腔形状不规则

9. 周细胞分布于( )
A. 毛细血管基膜外
B. 微动脉的内皮外
C. 小静脉的内皮外
D. 毛细血管内皮与基膜间

10. 电镜下，毛细血管可分为( )
A. 连续毛细血管、有孔毛细血管和真毛细血管
B. 连续毛细血管、有孔毛细血管和直捷通路
C. 连续毛细血管、有孔毛细血管和血窦
D. 连续毛细血管、真毛细血管和血窦

四、多项选择题

1. 关于大静脉的描述正确的是( )
A. 管径大于 10mm
B. 内膜薄
C. 中膜不发达
D. 外膜比中膜厚
E. 外膜内常有较多环行平滑肌束

2. 构成毛细血管的成分是( )
A. 内皮细胞
B. 巨噬细胞
C. 基膜
D. 结缔组织
E. 周细胞

3. 心室壁的心内膜可分为( )
A. 内皮
B. 内皮下层
C. 内弹性膜
D. 心内膜下层
E. 浆膜

4. 心壁的分层包括 ( )
A. 心内膜
B. 心肌膜
C. 心外膜
D. 心瓣膜

E. 心骨骼

5. 属于肌性动脉的有( )

A. 大动脉　　B. 中动脉

C. 小动脉　　D. 微动脉

E. 弹性动脉

五、问答题

1. 试述毛细血管的分型，各型毛细血管的结构、功能特点和分布。
2. 比较动脉与静脉管壁的异同，并试述动、静脉管壁的结构与功能的关系。

参考答案

一、名词解释

1. 心房特殊颗粒：指电镜下，可见部分心房肌纤维含电子致密的分泌颗粒，称心房特殊颗粒。内含心房钠尿肽，具有很强的利尿、排钠、扩张血管和降低血压的作用。

2. 起搏细胞：是心肌兴奋的起搏点，位于窦房结和房室结的中心部位，细胞较小，呈梭形或多边形，包埋在一团致密的结缔组织中。

3. 周细胞：在内皮细胞与基膜之间散在有一种扁而有突起的细胞，细胞突起紧贴在内皮细胞基底面。

4. 微循环：是指从微动脉到微静脉之间的血液循环通路，是心血管系统的终末部分。

二、填空题

1. 心内膜　心肌膜　心外膜　内皮　内皮下层　心内膜下层
2. 内膜　中膜　外膜　内皮细胞　基膜
3. 连续毛细血管　有孔毛细血管　血窦
4. 神经组织　胸腺　软骨　骨髓　胎盘
5. 微动脉　中间微动脉　真毛细血管　直捷通路　动静脉吻合　微静脉

三、单项选择题

1. C　解释：心内膜由内皮、内皮下层和心内膜下层组成。

2. B　解释：心房钠尿肽是由心房肌纤维分泌的，简称心钠素，具有很强的利尿、排钠、扩张血管和降低血压的作用。

3. B　解释：浦肯野纤维组成房室束及其分支，位于心室的心内膜下层。

4. D　解释：血管的管壁从内向外依次分为三层，即内膜、中膜和外膜。

5. D　解释：内皮下层含少量的平滑肌纤维及平滑肌细胞。中膜很厚，成人大动脉由 40 ~ 70 层弹性膜构成，内膜与中膜分界不明显。外膜相对较薄，无明显的外弹性膜。

6. A　解释：凡在解剖学上命名的，管径大于 1mm 的动脉大都属于中动脉，又称肌性动脉。中膜位于内膜和外膜之间，较厚，由10~40层环行平滑肌组成。中动脉的中膜和外膜交界处有外弹性膜，但一般不如内弹性膜明显。

7. C 解释：中动脉的内膜位于管壁的最内层，由内皮、内皮下层和内弹性膜构成。

8. C 解释：静脉管壁薄、管腔大而不规则。静脉管壁结构的变异比动脉大，内为静脉血。

9. D 解释：在内皮细胞与基膜之间散在有一种扁而有突起的细胞，细胞突起紧贴在内皮细胞基底面，称周细胞。

10. C 解释：电镜下，根据内皮细胞等结构的不同毛细血管分为连续毛细血管、有孔毛细血管和血窦。

四、多项选择题

1. ABCD 解释：大静脉管径大于10mm，内膜较薄，中膜不发达。外膜比中膜厚，结缔组织内常有较多的纵行平滑肌束。

2. ACDE 解释：毛细血管管壁主要由一层内皮细胞和基膜组成。在内皮细胞与基膜之间散在有周细胞。周细胞可增殖分化为内皮细胞和成纤维细胞，参与组织再生。

3. ABD 解释：心室壁的心内膜由内皮、内皮下层和心内膜下层组成。

4. ABC 解释：心壁由心内膜、心肌膜和心外膜三层构成。

5. BC 解释：中动脉和小动脉都属肌性动脉，而大动脉又称弹性动脉。

五、问答题：

1. 试述毛细血管的分型，各型毛细血管的结构、功能特点和分布。

毛细血管主要分为三种类型即连续型毛细血管、有孔型毛细血管、血窦

（1）连续型毛细血管：内皮细胞间有紧密连接，内皮细胞内有丰富的吞饮小泡，基膜完整。连续型毛细血管主要通过吞饮小泡的作用来完成物质交换。此型毛细血管主要分布于结缔组织、肌组织、肺及中枢神经系统。

（2）有孔型毛细血管：内皮有孔，孔上有或无隔膜封闭，基膜连续。主要通过内皮细胞的窗孔来完成物质交换。此型毛细血管分布于胃肠黏膜、内分泌腺、肾血管球等。

（3）血窦：腔大、不规则，内皮细胞有孔，细胞间隙大，基膜有或无。此型毛细血管通透性最高，分布于肝、脾、骨髓和内分泌器官。毛细血管是血液与周围组织进行物质交换的场所，管径细，分布广，分支多并连接成网，管壁薄、通透性高，这些特点都有利于其物质交换功能。

2. 比较动脉和静脉管壁的异同，并试述动、静脉管壁的结构与功能的关系。

（1）动脉：管腔小而形状规则，管壁厚、弹性强。动脉特别是中动脉三层膜区分明显。中膜厚，主要由平滑肌和弹性膜组成。静脉：管腔大，形状不规则，壁薄，弹性差，三层膜区分不明显。外膜厚，主要为结缔组织和纵行平滑肌。腔内可有静脉瓣。

（2）各种动脉因管壁结构的差异，也有其各自功能特点：大动脉管壁有大量弹性膜，弹性好，能保持血流连续和血压平稳。中动脉中膜有大量平滑肌，可调节到各器官的血流量。小动脉管径的变化对血流和血压影响大。静脉数量多、管腔大，所以容量

大，为容量性血管。它借压力差将血液导回心脏。各级静脉与相应动脉比较，其特点是：管壁薄、弹性差、有静脉瓣，外膜以结缔组织为主，含有纵行的平滑肌。这些特点使静脉柔韧性好，可以在心脏收缩、呼吸运动和身体各部分肌肉收缩等因素作用下，有效、适量地将血液导回心脏。

（黑龙江中医药大学　周忠光）

第八章 免疫系统

一、名词解释

1. 淋巴组织
2. 血－胸腺屏障
3. 单核吞噬细胞系统
4. 副皮质区
5. 脾索

二、填空题

1. 免疫系统的功能是________、________和________。
2. T细胞执行________，B细胞执行________。
3. 一般将淋巴组织分为________和________两种。
4. 胸腺小体是由________呈同心圆状排列而成。
5. 中枢淋巴器官包括________和________。
6. 淋巴结的功能为________和________。脾的功能为________、________和________。
7. 脾血窦壁内表面由一层纵向平行排列的________内皮细胞围成。
8. 淋巴细胞包括________、________和________。

三、单项选择题

1. T细胞分化成熟的场所是( )
   A. 骨髓　B. 胰腺
   C. 脾脏　D. 胸腺
2. 淋巴结的功能不包括( )
   A. 执行细胞免疫　B. 执行体液免液
   C. 吞噬淋巴中的细菌　D. 促使B细胞发育成熟
3. 下列对淋巴小结的描述，错误的是( )
   A. 又称淋巴滤泡
   B. 主要由密集的B细胞组成

C. 大小不等，其数量和大小基本保持不变

D. 无生发中心的淋巴小结称初级淋巴小结

4. 关于周围淋巴器官的描述，错误的是(　　)

A. 包括淋巴结、脾和扁桃体等

B. 其发生较中枢淋巴器官早，在出生数月后逐渐发育完善

C. 是成熟淋巴细胞定居、对外来抗原产生免疫应答的主要场所

D. 无抗原刺激时其较小，受抗原刺激后增大，免疫应答过后又逐渐复原

5. 胸腺的特征性结构是(　　)

A. 淋巴小结　　B. 胸腺小体

C. 输入淋巴管　　D. 动脉周围淋巴鞘

6. 关于胸腺上皮细胞的描述，错误的是(　　)

A. 又称上皮性网状细胞

B. 位于被膜下和胸腺细胞之间

C. 某些被膜下上皮细胞的胞质丰富，包绕胸腺细胞，称为哺育细胞

D. 能够发育为初始 T 细胞

7. 脾的胸腺依赖区是(　　)

A. 边缘区　　B. 脾索

C. 白髓　　D. 动脉周围淋巴鞘

8. 下列对淋巴窦结构的描述，错误的是(　　)

A. 由网状细胞衬里

B. 窦腔有星状的内皮细胞支撑

C. 窦腔内有许多巨噬细胞

D. 皮质淋巴窦接收输入淋巴管输送的淋巴

9. 在淋巴结内，滤过淋巴、清除抗原的细胞主要是(　　)

A. 淋巴窦壁的内皮细胞　　B. 网状细胞

C. B 细胞　　D. 巨噬细胞

10. 脾血窦的特点不包括(　　)

A. 血窦外侧有较多的巨噬细胞

B. 为脾索所包围，相互连接成网

C. 血窦壁如同多孔隙的栅栏，由平行排列的扁平内皮细胞围成

D. 内皮外有不完整的基膜及环行网状纤维

11. 下列对脾血液通路的叙述，错误的是(　　)

A. 脾动脉入脾后分支形成小梁动脉，后者分支形成中央动脉

B. 中央动脉发出小分支形成毛细血管供应白髓，其末端膨大形成边缘窦

C. 中央动脉主干穿出白髓进入脾索时分支形成一些直行的笔毛微动脉

D. 笔毛微动脉少部分开放于脾索，大多数直接连通于血窦

四、多项选择题

1. 属于单核吞噬细胞系统的是(　　)

A. 破骨细胞　　B. 单核细胞
C. 小胶质细胞　　D. 尘细胞
E. 巨噬细胞

2. 下列对弥散淋巴组织的叙述，错误的是(　　)

A. 含大量的 B 细胞　　B. 为球形小体
C. 以网状组织为支架　　D. 副皮质区由弥散淋巴组织构成
E. 是淋巴组织的一种

3. T 细胞主要位于(　　)

A. 淋巴小结　　B. 副皮质区
C. 髓索　　D. 脾索
E. 动脉周围淋巴鞘

4. 免疫细胞包括(　　)

A. T 细胞　　B. 巨噬细胞
C. 红细胞　　D. 抗原递呈细胞
E. B 细胞

5. 属于外周淋巴器官的是(　　)

A. 脾脏　　B. 胸腺
C. 骨髓　　D. 淋巴结
E. 淋巴小结

6. 下列对扁桃体的叙述，正确的是(　　)

A. 包括腭扁桃体、咽扁桃体和舌扁桃体　　B. 属于外周淋巴器官
C. 固有层含大量的淋巴小结　　D. 固有层无弥散淋巴组织
E. 具有免疫功能

7. 淋巴结髓质包括(　　)

A. 髓索　　B. 脾索
C. 边缘区　　D. 血窦
E. 髓窦

五、问答题

1. 胸腺的组织结构与功能。
2. 淋巴结皮质的组织结构与功能。
3. 脾的组织结构和功能。

参考答案

一、名词解释

1. 淋巴组织：以网状组织为支架，在网孔中充满大量淋巴细胞及其他免疫细胞，是免疫应答的场所。

2. 组成：血－胸腺屏障由毛细血管内皮及内皮细胞之间的紧密连接、内皮周围连续的基膜、血管周隙（含有巨噬细胞）、胸腺上皮细胞的基膜和连续的胸腺上皮细胞突起构成。功能：血液内一般抗原物质和某些药物不易透过此屏障，从而维持胸腺内环境的稳定，保证T细胞的正常发育。

3. 单核吞噬细胞系统：是指由血液中的单核细胞及由其分化而来的所有具有吞噬功能的细胞。

4. 副皮质区：副皮质区是位于淋巴结皮质深层的弥散淋巴组织，主要由T细胞聚集而成，并含一些交错突细胞等，是淋巴结的胸腺依赖区。副皮质区内有高内皮的毛细血管后微静脉，是血液中淋巴细胞进入淋巴组织的重要通道。在细胞免疫应答时，T细胞增殖，副皮质区迅速扩大。

5. 脾索：是脾红髓的组成成分之一，由富含血细胞的淋巴组织构成，呈不规则的条索状，互相连接成网，内含较多的B细胞、浆细胞和巨噬细胞等。

二、填空题

1. 免疫防御　免疫监视　免疫稳定
2. 细胞免疫　体液免液
3. 淋巴小结　弥散淋巴组织
4. 胸腺上皮细胞
5. 胸腺　骨髓
6. 免疫应答　滤过淋巴　免疫应答　滤过血液　造血
7. 长杆状
8. T细胞　B细胞　NK细胞

三、单项选择题

1. D　解释：胸腺和骨髓属于中枢淋巴器官，为淋巴细胞发育成熟的场所，B细胞在骨髓发育成熟而T细胞在胸腺发育成熟，因此选D。

2. D　解释：淋巴结为周围淋巴器官，是免疫应答的场所，内含T细胞和B细胞，既可执行细胞免疫也可执行体液免疫，同时巨噬细胞吞噬淋巴中的病原微生物，因此选D。

3. C　解释：淋巴小结为淋巴组织的一种，主要含B细胞，B细胞在抗原的刺激下会分化发育，所以其大小和形态会发生改变，因此选C。

4. B　解释：周围淋巴器官包括淋巴结、脾和扁桃体等，是执行免疫应答的场所，其内成熟的T细胞和B细胞由中枢淋巴器官发育成熟后迁移而来，因此选B。

5. B　解释：淋巴小结为淋巴组织，主要构成外周淋巴器官的组成成分，动脉周围淋巴鞘为脾内的弥散淋巴组织，输入淋巴管为淋巴结的结构成分，因此选B。

6. D　解释：胸腺细胞才能发育分化为初始T细胞，因此选D。

7. D　解释：动脉周围淋巴鞘为脾内的弥散淋巴组织，主要由T细胞构成，而T细胞在胸腺内发育成熟，因此选D。

8. A　解释：淋巴窦窦壁也是由内皮细胞衬里，因此选A。

9. D　解释：在淋巴内含有较多的巨噬细胞，淋巴在淋巴窦内流动缓慢，巨噬细胞吞噬清除其内的病原微生物，因此选D。

10. C　解释：脾血窦内皮细胞形态较特殊，是单层长杆状的而不是扁平的，因此选C。

11. D　解释：笔毛微动脉大部分开放于脾索，少数直接连通于血窦，因此选D。

四、多项选择题

1. ABCDE　解释：骨组织内的破骨细胞、中枢神经系统的小胶质细胞、肺内的尘细胞和结缔组织的巨噬细胞都由血液内的单核细胞分化而来，和单核细胞同属于单核吞噬细胞系统，因此选ABCDE。

2. AB　解释：弥散淋巴组织为淋巴组织的一种，也是以网状组织为支架，没有一定的形态，内主要含T细胞，淋巴结的副皮质区由弥散淋巴组织构成。因此选AB。

3. BE　解释：动脉周围淋巴鞘和副皮质区均由弥散淋巴组织构成，而弥散淋巴组织主要含T细胞，因此选BE。

4. ABDE　解释：主要的免疫细胞包括淋巴细胞（T细胞、B细胞和NK细胞）、单核吞噬细胞系统的细胞和抗原呈递细胞，因此选ABDE。

5. AD　解释：胸腺和骨髓属于中枢淋巴器官，淋巴小结不属于器官，而是组织，因此选AD。

6. ABCE　解释：扁桃体为外周淋巴器官，具有免疫功能，其固有层内不但淋巴小结丰富，弥散淋巴组织也很丰富，因此选ABCE。

7. AE　解释：脾索、边缘区和血窦属于脾的组成部分，淋巴结髓质由髓索和髓窦构成，因此选AE。

五、问答题

1. 胸腺的组织结构与功能。

胸腺表面有薄层结缔组织被膜，被膜结缔组织深入胸腺内部形成小叶间隔，将胸腺实质分割为许多胸腺小叶，每个胸腺小叶分为皮质和髓质，所有髓质相互连续，不完全分割。

皮质以胸腺上皮细胞为微细支架，在间隙内含大量的胸腺细胞及少量的其他基质细胞。胸腺上皮细胞：又称上皮性网状细胞，多呈星形，多突起，相邻细胞突起间有许多桥粒连接。某些被膜下上皮细胞的胞质丰富，包绕胸腺细胞，称为哺育细胞。胸腺上皮细胞分泌胸腺素和胸腺生成素，为胸腺细胞发育所必需。胸腺细胞即胸腺内分化发育的各期 T 细胞。皮质含血－胸腺屏障，由毛细血管内皮及内皮细胞之间的紧密连接、内皮周围连续的基膜、血管周隙（含有巨噬细胞）、胸腺上皮细胞的基膜和连续的胸腺上皮细胞突起构成。功能：血液内一般抗原物质和某些药物不易透过此屏障，从而维持胸腺内环境的稳定，保证 T 细胞的正常发育。

髓质：含较多胸腺上皮细胞、少量初始 T 细胞和巨噬细胞等。此处胸腺上皮细胞呈多边形，胞体较大，细胞间以桥粒相连，也能分泌胸腺激素，部分构成胸腺小体。

胸腺是形成初始 T 细胞的场所。

2. 淋巴结皮质的组织结构与功能。

淋巴结皮质位于被膜下方，由浅层皮质、副皮质区及皮质淋巴窦三部分构成。

浅层皮质：由淋巴小结及小结间区构成，主要分布着 B 细胞。未经抗原刺激时淋巴小结较小，称初级淋巴小结，受到抗原刺激后即增大并出现生发中心，称次级淋巴小结。生发中心染色浅淡，分为浅部的明区和其下方的暗区；明区主要含中等大的 B 细胞、巨噬细胞、滤泡树突状细胞和 Th 细胞等；暗区着色较深，主要含较大的 B 细胞等。生发中心靠被膜侧周边一层密集的小 B 细胞为浆细胞前身或记忆细胞，此处称为小结帽。

副皮质区：位于皮质的深层，为弥散淋巴组织，主要由 T 细胞聚集而成，故称胸腺依赖区。有许多高内皮的毛细血管后微静脉，它是淋巴细胞从血液进入淋巴组织的重要通道。

皮质淋巴窦：包括被膜下淋巴窦和小梁周窦。被膜下淋巴窦位于被膜下，为一宽敞的扁囊，包绕整个淋巴结实质，其被膜侧有数条输入淋巴管通入。小梁周窦为沿小梁周围较短的盲管。淋巴窦壁由扁平的内皮细胞衬里，窦腔内有星状的内皮细胞、淋巴细胞和巨噬细胞等。淋巴在窦内缓慢流动，有利于巨噬细胞清除异物。

功能：免疫应答和滤过淋巴。

3. 脾的组织结构和功能。

脾被膜较厚，除结缔组织外还有少量的弹性纤维和平滑肌纤维，被膜结缔组织深入脾内部，称为小梁。脾实质分为白髓和红髓。

脾白髓：由动脉周围淋巴鞘和淋巴小结组成。动脉周围淋巴鞘是围绕在中央动脉周围的厚层弥散淋巴组织，由大量 T 细胞和少量巨噬细胞与交错突细胞等构成；当发生细胞免疫应答时，动脉周围淋巴鞘内的 T 细胞分裂增殖，鞘也增厚。淋巴小结又称脾小体，主要由大量 B 细胞构成；初级淋巴小结受抗原刺激后形成生发中心，包括明区与暗区，其帽部朝向红髓；健康人脾内淋巴小结较少，当抗原侵入时，淋巴小结数量剧增。

脾红髓：由脾索及脾血窦组成。脾索为富含血细胞的条索状的淋巴组织，相互连接成网；脾索是 B 细胞的聚居区，也有许多浆细胞、巨噬细胞和 T 细胞；侵入血中的病原体等异物可被密布在脾索内的巨噬细胞捕获和处理，激发免疫应答。脾血窦是一种静脉性血窦，腔大不规则，为脾索所包围，相互连接成网；血窦壁由一层平行排列的长杆状内皮细胞围成，细胞间有许多宽的间隙，内皮外有不完整的基膜及环行网状纤维。脾索内的血细胞可穿越间隙进入血窦，血窦外侧有较多巨噬细胞，可吞噬血液中的病原体和衰老的血细胞，故脾索是脾进行滤血的主要场所。

功能：免疫应答、滤过血液、造血（主要在胚胎时期）。

（福建中医药大学　何才姑）

第九章 消化系统

Ⅰ. 消化管

一、名词解释

1. 丝状乳头
2. 味蕾
3. 主细胞
4. 壁细胞
5. 细胞内分泌小管
6. 肠绒毛
7. 纹状缘
8. 帕内特细胞

二、填空题

1. 消化管的黏膜层可分为________、________和________三层，外膜层有________和________二种，前者主要由________构成，后者由________和覆盖其表面的________构成。

2. 消化管各段结构差异最大的是________层，消化管的神经丛分布在________层和________层，分别称________和________。

3. 人的舌乳头有________、________和________三种，其中形成舌苔的是________。味蕾主要位于________和________内。

4. 食管的上皮是________上皮，食管腺位于________层，分泌________，外膜是________膜。

5. 胃黏膜表面覆以单层柱状上皮，主要由________细胞组成，上皮向固有层凹陷，形成________。胃底腺开口于________，由________、________、________、________和________等五种细胞组成，其中分泌盐酸的是________。

6. 电镜下，胃底腺主细胞的主要特征是胞质内有丰富的________、________和________，其功能是合成和分泌________；壁细胞在电镜下特征性的结构是含有

________和________，其功能是分泌________和________，后者可促进回肠对________的重吸收。

7. 由于________、________和________的形成，使小肠的吸收表面积增加数百倍。

8. 小肠的环形皱襞由________和________构成，绒毛由________和________构成，微绒毛由________和________构成。

9. 大肠与小肠相比，其结构特点有________、________、________和________等。

三、单项选择题

1. 丝状乳头的上皮是(　　)
   A. 非角化的复层扁平上皮　　B. 轻度角化的复层扁平上皮
   C. 单层立方上皮　　D. 单层柱状上皮
2. 有关菌状乳头的特征的描述，错误的是（　　）
   A. 表面上皮有轻度角化　　B. 固有层内有丰富的血管
   C. 含有味蕾　　D. 散在于丝状乳头之间
3. 与舌苔的变化有关的结构是（　　）
   A. 轮廓乳头　　B. 丝状乳头
   C. 菌状乳头　　D. 固有层毛细血管
4. 关于食管的叙述，哪项错误（　　）
   A. 上皮为未角化的复层扁平上皮　　B. 管腺位于黏膜下层
   C. 食管中段肌层既有骨骼肌又有平滑肌　　D. 外膜为浆膜
5. 关于胃底腺的特征，错误的是（　　）
   A. 位于胃底及胃体部的黏膜固有层
   B. 为单管状腺
   C. 每个腺可区分为颈、体及底部
   D. 颈、体部以主细胞为主，底部以壁细胞为主
6. 胃的哪种细胞具有细胞内分泌小管（　　）
   A. 颈黏液细胞　　B. 内分泌细胞
   C. 壁细胞　　D. 主细胞
7. 有关胃底腺主细胞的结构特点正确的是（　　）
   A. 大量滑面内质网及酶原颗粒　　B. 大量粗面内质网及酶原颗粒
   C. 大量线粒体及溶酶体　　D. 大量粗面内质网及溶酶体
8. 胃的壁细胞合成盐酸的部位在（　　）
   A. 滑面内质网　　B. 细胞内分泌小管
   C. 线粒体　　D. 粗面内质网
9. 能分泌胃蛋白酶原的是(　　)
   A. 主细胞　　B. 壁细胞
   C. 胃肠胰内分泌细胞　　D. 杯形细胞
10. 胃内能分泌内因子，以促进维生素 B_{12} 吸收的细胞是（　　）

A. 主细胞　　B. 壁细胞
C. 颈黏液细胞　　D. 内分泌细胞

11. 电镜下壁细胞内的小管泡系是指（　　）
A. 线粒体　　B. 高尔基复合体
C. 滑面内质网　　D. 粗面内质网

12. 组成小肠肠绒毛的结构是（　　）
A. 上皮及固有膜　　B. 上皮层
C. 黏膜及黏膜下层　　D. 上皮细胞的胞膜及胞质

13. 下列哪种结构不属于肠绒毛轴心的成分（　　）
A. 毛细血管　　B. 中央乳糜管
C. 平滑肌纤维　　D. 黏膜下神经丛

14. 具有免疫功能的细胞是(　　)
A. 主细胞　　B. 壁细胞
C. 胃肠胰内分泌细胞　　D. 潘氏细胞

15. 分泌物直接进入血液的是(　　)
A. 主细胞　　B. 壁细胞
C. 胃肠胰内分泌细胞　　D. 杯形细胞

16. 关于中央乳糜管的描述，错误的是(　　)
A. 属于小肠绒毛的结构　　B. 与脂肪的吸收有关
C. 与单糖的吸收有关　　D. 属于毛细淋巴管

17. 小肠上皮表面的纹状缘在电镜下是（　　）
A. 细胞衣　　B. 纤毛
C. 微绒毛　　D. 浓缩的细胞质

18. 关于十二指肠结构的描述，错误的是（　　）
A. 十二指肠腺位于固有层　　B. 绒毛中轴有中央乳糜管
C. 上皮含有杯形细胞　　D. 十二指肠后壁的外膜为纤维膜

19. 大肠的主要特征是（　　）
A. 上皮含有许多杯形细胞　　B. 固有膜有许多大肠腺
C. 无肠绒毛　　D. 以上都是

四、多项选择题

1. 小肠肠绒毛中与吸收功能直接有关的结构是(　　)
A. 中央乳糜管　　B. 杯形细胞
C. 浆细胞　　D. 网状纤维
E. 有孔毛细血管

2. 有关小肠特征的描述，正确的是(　　)
A. 有环形皱襞　　B. 上皮表面有纹状缘
C. 有大量肠绒毛　　D. 黏膜固有层内有神经丛
E. 小肠腺位于黏膜下层

3. 属于小肠腺的细胞是( )
   A. 浆细胞 B. 内分泌细胞
   C. 杯形细胞 D. 吸收细胞
   E. 未分化细胞
4. 与消化管的免疫功能有关的是( )
   A. 潘氏细胞 B. 浆细胞
   C. 杯形细胞 D. 集合淋巴小结
   E. 孤立淋巴小结
5. 壁细胞的结构特征是( )
   A. 胞质嗜酸性 B. 有发达的小管泡系
   C. 有丰富的线粒体 D. 有丰富的溶酶体
   E. 有细胞内分泌小管
6. 胃的主细胞可分泌( )
   A. 内因子 B. 胃泌素
   C. 胃蛋白酶原 D. 盐酸
   E. 凝乳酶
7. 胃的壁细胞分泌
   A. 内因子 B. 凝乳酶
   C. 胃泌素 D. 盐酸
   E. 防御素
8. 下列关于十二指肠的描述，正确的是( )
   A. 绒毛较宽，呈叶状 B. 黏膜下层有腺体
   C. 肌层分内环、外纵两层 D. 固有层内有集合淋巴小结
   E. 上皮表面有明显的纹状缘
9. 下列与增加表面积有关的结构有( )
   A. 细胞内分泌小管 B. 肠绒毛
   C. 纹状缘 D. 黏膜皱襞
   E. 中央乳糜管
10. 外膜为浆膜的是( )
   A. 胃 B. 食管
   C. 十二指肠后壁 D. 阑尾
   E. 空肠
11. 消化管的神经丛位于( )
   A. 黏膜层 B. 黏膜肌层
   C. 黏膜下层 D. 肌层
   E. 外膜层
12. 关于结肠的描述，正确的是
   A. 无肠绒毛 B. 无杯状细胞
   C. 有较多的大肠腺 D. 肌层为内环外纵两层

E. 外膜层为浆膜

五、问答题

1. 简述各段消化管结构的异同点。
2. 试述胃的主细胞与壁细胞的结构及其功能。
3. 试比较小肠与大肠黏膜的结构特点及其与功能的关系。
4. 试述小肠绒毛的形成、结构和功能。

参考答案

一、名词解释

1. 丝状乳头：是舌乳头中数目最多的一种，遍布舌背各处，高2~3mm。乳头呈圆锥形，乳头轴心固有层结缔组织富有血管和神经。乳头尖端的上皮有轻度角化现象，呈烛火形，肉眼观察呈白色小点。角化上皮不断脱落，并与唾液、食物残渣、细菌等混合成舌苔 。

2. 味蕾：是感受味觉的卵圆形小体，主要分布于菌状乳头与轮廓乳头，少数散在于软腭、会厌及咽等部上皮内，有感受甜、酸、苦、咸等功能。味蕾的顶部有味孔通于口腔，基部连于基膜上。光学显微镜下观察，构成味蕾的细胞主要有三种：味觉细胞、支持细胞和基细胞。味觉细胞是感觉上皮细胞，呈梭形，细胞顶部有味毛伸入味孔，细胞基部与味觉神经末梢形成突触。

3. 主细胞：又称胃酶细胞，数量最多，分布于胃底腺的体部和底部。细胞呈柱形或锥体形，核圆形位于基部，胞质基部嗜碱性，顶部充满酶原颗粒。电镜观察，细胞表面有短而不规则的微绒毛，胞质内含有密集排列的粗面内质网和发达的高尔基复合体，酶原颗粒外包单位膜，其内含的胃蛋白酶原，经盐酸的作用转变成有活性的胃蛋白酶，能水解蛋白质。婴儿的主细胞还分泌凝乳酶，有利于乳汁的分解。

4. 壁细胞：又称泌酸细胞，数量较少，多分布在胃底腺上段，细胞较大，呈卵圆形或三角形，核圆形，位于细胞中央，胞质呈强嗜酸性，普通染色呈红色。电镜观察，细胞膜向胞质内凹陷形成大量迂曲分支的小管系统，称细胞内分泌小管，扩大了壁细胞的表面积。胞质内尚有许多管泡状滑面内质网，称小管泡系统。壁细胞的功能主要是合成和分泌盐酸。人的壁细胞尚可分泌一种糖蛋白，称内因子 ，与维生素 B_{12}结合成复合物，使维生素 B_{12}不被水解酶消化。

5. 细胞内分泌小管：存在于胃底腺的壁细胞内。电镜观察，是游离面细胞膜向胞质内凹陷形成的大量迂曲分支的小管系统，从小管腔面伸出许多细长的微绒毛，扩大了壁细胞的表面积。分泌小管的结构随细胞的分泌状态而改变，当分泌旺盛时，分泌小管的微绒毛增多，在分泌静止时则减少。细胞内分泌小管与盐酸的合成有关。

6. 肠绒毛：小肠黏膜表面有许多细小突起，称肠绒毛 ，它是由上皮和固有层向肠腔突出而成，是小肠特有的结构。肠绒毛的表面为单层柱状上皮（肠上皮），中轴为疏松结缔组织。肠绒毛中轴的固有层内含有1~2条纵行的毛细淋巴管（中央乳糜管），肠上皮吸收的脂肪微粒主要经中央乳糜管运送。在乳糜管周围有丰富的有孔毛细血管网，肠上皮吸收的氨基酸与单糖主要进入血流。绒毛使小肠表面积大为增加。

7. 纹状缘：位于小肠吸收细胞游离面，光镜下呈暗红色条纹状。电镜下显示纹状缘是由细胞表面密集而规则的微绒毛构成。每个吸收细胞有微绒毛 2000～3000 根，使细胞游离面面积扩大约 30 倍。

8. 帕内特细胞：位于肠腺基部，常三五成群，细胞较大，呈锥体形。该细胞最显著的特征是顶部胞质含粗大的嗜酸性分泌颗粒，电镜下具有分泌蛋白质细胞的结构特点。帕内特细胞分泌颗粒含有与防御功能有关的蛋白，包括防御素、溶菌酶等，颗粒内容物释放入小肠腺腔，对肠道微生物有杀灭作用，故帕内特细胞是一种具有免疫功能的细胞。

二、填空题

1. 上皮　固有层　黏膜肌层　纤维膜　浆膜　疏松结缔组织　薄层结缔组织　间皮
2. 黏膜层　黏膜下层　肌层　黏膜下神经丛　肌间神经丛
3. 丝状乳头　菌状乳头　轮廓乳头　丝状乳头　菌状乳头　轮廓乳头
4. 复层扁平上皮　黏膜下　黏液　纤维
5. 表面黏液　胃小凹　胃小凹　主细胞　壁细胞　颈黏液细胞　内分泌细胞　未分化细胞　壁细胞
6. 粗面内质网　高尔基复合体　酶原颗粒　胃蛋白酶原　细胞内分泌小管　微管泡系统　盐酸　内因子　维生素 B_{12}
7. 环行皱襞　肠绒毛　微绒毛
8. 黏膜　黏膜下层　上皮　固有层　细胞膜　细胞质
9. 无肠绒毛　大量杯形细胞　丰富的大肠腺　外纵肌增厚形成结肠带

三、单项选择题

1. B　解释：丝状乳头表面上皮有轻度角化，参与舌苔构成。
2. A　解释：菌状乳头表面上皮不角化。
3. B　解释：丝状乳头表面角化上皮与唾液及食物残渣等一起构成舌苔。
4. D　解释：食管外膜为纤维膜，与周围组织相连，得以固定。
5. D　解释：胃底腺的颈、体部以壁细胞为主，底部以主细胞为主。
6. C　解释：细胞内分泌小管是壁细胞特有的结构之一。
7. B　解释：主细胞胞质内含有较多酶原颗粒。酶原为蛋白质，粗面内质网与其合成功能有关。
8. B　解释：细胞内分泌小管与壁细胞的盐酸合成功能有关。
9. A　解释：只有主细胞有此功能。
10. B　解释：只有壁细胞有此功能。
11. C　解释：壁细胞内有许多管泡状的滑面内质网，称小管泡系统，其结构随细胞功能状态而改变。

12. A　解释：肠绒毛是由上皮和固有层向肠腔突出而形成。

13. D　解释：黏膜下神经丛位于黏膜下层，故不构成绒毛的成分。

14. D　解释：潘氏细胞是组成小肠腺的细胞之一，具有免疫的功能。

15. C　解释：只有内分泌细胞的分泌物直接进入血液，而其余四种细胞均为外分泌细胞。

16. C　解释：中央乳糜管与脂肪的吸收有关。

17. C　解释：纹状缘在电镜下由密集的微绒毛组成，可扩大小肠吸收的表面积。

18. A　解释：十二指肠腺位于黏膜下层。

19. D　解释：ABC 均为大肠的特点，故选 D。

四、多项选择题

1. AE　解释：中央乳糜管与脂肪的吸收有关，葡萄糖和氨基酸则通过毛细血管吸收，而其中 A、B 和 D 均与吸收功能无关。

2. ABC　解释：因固有层内无神经丛，而小肠腺则位于固有层。

3. BCDE　解释：浆细胞是结缔组织的细胞，不属于小肠腺的成分。

4. ABDE　解释：杯形细胞分泌黏液，无免疫功能，而其他均为有免疫功能的细胞或结构。

5. ABCE　解释：D 错，因壁细胞无吞噬作用，故溶酶体不发达。

6. CE　解释：其中只有 C 和 E 是由胃的主细胞分泌。

7. AD　解释：其中只有 A 和 D 是由胃的壁细胞分泌。

8. ABCE　解释：D 错，因小肠的集合淋巴小结只位于回肠。

9. ABCD　解释：其中 A 为胃的壁细胞表面细胞膜向细胞内凹陷形成的结构，可扩大细胞表面积；B、C 和 D 均为小肠增加吸收表面积的结构。

10. ADE　解释：食管和十二指肠后壁不位于腹腔，外膜为纤维膜，使其固定于周围组织。

11. CD　解释：消化管的黏膜下层有黏膜下神经丛，肌层有肌间神经丛，而其他各层均无神经丛。

12. ABCDE　解释：五项均为结肠的结构特点。

五、问答题

1. 简述各段消化管结构的异同点。

消化管各段因执行的功能不同，在结构上各有其特点，但大体相似。

（1）消化管壁的结构共性

消化管一般均可分为四层，从内向外依次为黏膜、黏膜下层、肌层和外膜。

①黏膜：是消化管各段结构差异最大和功能最重要的部分，黏膜由上皮、固有层和黏膜肌层三层组成。消化管两端（口腔、咽、食管及肛门）为复层扁平上皮，其余部分均为单层柱状上皮。固有层由细密的结缔组织组成，含有丰富的淋巴组织，并含大量的小型消化腺等。黏膜肌层由薄层平滑肌组成。

②黏膜下层：主要是疏松结缔组织，内含丰富的血管、淋巴管、黏膜下神经丛和淋

巴组织等。

③肌层：除消化管两端（口腔、咽、部分食管及肛门）为骨骼肌外，其余各部均为平滑肌，一般分为内环行肌和外纵行肌两层。

④外膜：大部分消化管（胃、大部分小肠及部分大肠）的外膜为浆膜；咽、食管和大肠末端的外膜为纤维膜。

（2）各段消化管结构主要的特异性

①食管的上皮是复层扁平上皮，其黏膜下层有分泌黏液的食管腺，外膜是纤维膜。

②胃的固有层含大量的胃底腺，其肌层为内斜、中环、外纵三层。

③小肠的黏膜层向肠腔突起，形成肠绒毛，其吸收细胞表面具有密集的微绒毛，以扩大表面积。在十二指肠的黏膜下层有十二指肠腺，回肠的固有膜有集合淋巴小结。

④大肠无肠绒毛，上皮含有丰富的杯形细胞，固有层含有大量的大肠腺。其外纵肌局部增厚形成结肠带。

2. 试述胃的主细胞与壁细胞的结构及其功能。

胃的主细胞与壁细胞是构成胃底腺的主要细胞。

（1）主细胞：又称胃酶细胞，分布于腺的体部和底部。细胞呈柱形或锥体形，核圆形，位于基部。胞质基部嗜碱性，顶部充满酶原颗粒。电镜观察，细胞表面有短而不规则的微绒毛，核基部胞质内含有大量粗面内质网，核上方有发达的高尔基复合体，酶原颗粒外包单位膜，内含胃蛋白酶原，经盐酸的作用转变成有活性的胃蛋白酶，能水解蛋白质成脲和胨及少量多肽与氨基酸。婴儿的主细胞还分泌凝乳酶，有利于乳汁的分解。

（2）壁细胞：又称泌酸细胞，数量较少，多分布在胃底腺上段，细胞较大，呈卵圆形或三角形，核圆形，位于细胞中央，胞质呈强嗜酸性，普通染色呈红色。电镜观察，细胞膜向胞质内凹陷形成大量迂曲分支的小管系统，称细胞内分泌小管，从小管腔面伸出许多细长的微绒毛，扩大了壁细胞的表面积。胞质内尚有许多管泡状滑面内质网，称小管泡系统。胞质还有较多的线粒体。壁细胞的功能主要是合成和分泌盐酸，它能激活胃蛋白酶原成为胃蛋白酶，并有杀菌作用，还能刺激胃肠胰内分泌细胞的分泌和促进胰液的分泌。人的壁细胞尚可分泌一种糖蛋白，称内因子，它与维生素 B_{12}（抗恶性贫血因子或称外因子）结合成复合物，使维生素 B_{12}不被水解酶消化。

3. 试比较小肠与大肠黏膜的结构特点及其与功能的关系。

小肠黏膜的结构与其功能相适应，具有以下特点：

（1）小肠黏膜表面有许多由黏膜和黏膜下层向肠腔突出形成的环形皱襞。上皮和固有膜向肠腔突起形成肠绒毛，其中轴含有中央乳糜管，与脂肪的吸收有关。其周围还有丰富的毛细血管，与氨基酸及单糖的吸收有关。环形皱襞和肠绒毛使小肠表面积扩大20 ~ 30 倍。

（2）小肠上皮的吸收细胞游离面有明显的纹状缘，电镜下纹状缘是由细胞表面密集而规则的微绒毛构成。它使小肠表面积扩大约 30 倍。微绒毛表面尚有一层细胞衣，内含多种水解酶，促进食物的进一步分解和吸收。

（3）固有层中有小肠腺，其中杯形细胞分泌黏液，潘氏细胞是一种与免疫功能有关的细胞，而未分化细胞是上皮的干细胞，可增殖补充顶部经常脱落的上皮细胞。

（4）固有层中含有丰富的淋巴组织，其中包括分散的淋巴细胞、孤立淋巴小结及集合淋巴小结，它们与抗原物质进行免疫应答，可防御有害物质的侵害。

（5）在十二指肠的黏膜下层，含有十二指肠腺，可保护黏膜免受酸性胃液和胰液的消化和侵蚀。大肠与小肠相比较，具有以下特点：

①黏膜表面无肠绒毛。

②固有膜内有丰富的大肠腺。

③上皮及大肠腺中有丰富的杯形细胞，分泌黏液以润滑黏膜。

④外纵肌局部增厚，形成结肠带。

4. 试述小肠绒毛的形成、结构和功能。

小肠黏膜表面有许多细小突起，称肠绒毛，它是由黏膜上皮和固有层向肠腔突出而成的结构。肠绒毛的表面为单层柱状上皮（肠上皮），中轴为疏松结缔组织。肠绒毛中轴的固有层内含有 1 ~2 条纵行的毛细淋巴管（中央乳糜管），肠上皮吸收的脂肪微粒主要经中央乳糜管运送。在乳糜管周围有丰富的有孔毛细血管网，肠上皮吸收的氨基酸与单糖主要进入血流。肠绒毛还有来自黏膜肌层的少数平滑肌纤维，它可使肠绒毛产生收缩运动，以利于营养物质的吸收和淋巴、血液的运行。肠绒毛使小肠表面积扩大20 ~ 30 倍。

（上海中医药大学　徐维蓉）

Ⅱ. 消化腺

一、名词解释

1. 胰岛
2. 肝小叶
3. 窦周隙
4. 贮脂细胞
5. 门管区

二、填空题

1. 人体三大唾液腺包括________、________和________。

2. 胰岛主要有三种细胞________、________和________，分别分泌________、________和________。

3. 肝细胞三种功能面为________、________和________。

4. 门管区内三种伴行的管道是________、________和________。

5. 肝脏由________和________双重供血。

三、单项选择题

1. 胰腺的腺泡细胞属于（　）

A. 浆液性腺细胞 B. 黏液性腺细胞
C. 混合性腺细胞 D. 内分泌细胞

2. 胰腺的泡心细胞是( )
A. 闰管的上皮细胞 B. 浆液性腺细胞
C. 黏液性腺细胞 D. 脱落的腺细胞

3. 关于胰岛的描述错误的是( )
A. 腺泡之间的内分泌细胞团 B. 大小不等
C. 胰头部较多 D. 细胞间有丰富的毛细血管

4. 胰岛不分泌下列哪种激素( )
A. 胰蛋白酶 B. 生长抑素
C. 胰岛素 D. 胰高血糖素

5. 胰腺腺泡细胞的分泌物是( )
A. 胰淀粉酶原 B. 胰脂肪酶原
C. 胰蛋白酶原 D. 胰糜蛋白酶

6. 以下关于胰岛 A 细胞的描述，错误的是( )
A. 多位于胰岛的周边 B. 数量比 B 细胞多，染色淡
C. 含有致密核心的分泌颗粒 D. 分泌高血糖素，促进糖原分解

7. 关于肝板的描述，错误的是( )
A. 由肝细胞单层排列形成
B. 以中央静脉为中心，肝板呈放射状排列
C. 胆小管位于肝板之外
D. 相邻肝板之间为肝血窦

8. 肝细胞内具有解毒功能的细胞器是( )
A. 线粒体 B. 溶酶体
C. 滑面内质网 D. 高尔基复合体

9. 肝细胞内与胆汁合成分泌有关的细胞器是( )
A. 滑面内质网，微体 B. 滑面内质网，高尔基复合体
C. 粗面内质网，高尔基复合体 D. 粗面内质网，溶酶体

10. 关于贮脂细胞的特征，错误的是( )
A. 胞质含有大小不等的脂滴 B. 有贮存维生素 A 的功能
C. 有产生网状纤维的功能 D. 与肝的解毒功能有关

11. 分泌胆汁的结构是( )
A. 胆管 B. 胆囊
C. 肝细胞 D. 胆小管

12. 肝细胞与血浆在何处进行物质交换( )
A. 肝血窦 B. 窦周隙
C. 中央静脉 D. 肝细胞之间

13. 肝门管区内不含( )
A. 小叶间动脉 B. 小叶间静脉

C. 小叶间胆管　　D. 小叶下静脉

四、多项选择题

1. 腮腺的结构特点是(　　)
   A. 纯浆液性腺　　B. 闰管短
   C. 闰管较长　　D. 有纹状管，混合性腺
   E. 分泌唾液淀粉酶
2. 关于胰岛的特征，正确的有(　　)
   A. 由内分泌细胞组成的细胞团
   B. H－E 切片中可见 A、B、D、PP 四型细胞
   C. 细胞间有丰富的毛细血管
   D. 胰岛大小不等
   E. 位于腺泡之间
3. 以下哪些结构属于肝小叶(　　)
   A. 中央静脉　　B. 肝细胞
   C. 肝血窦　　D. 肝管
   E. 胆小管
4. 关于肝细胞，描述正确的有(　　)
   A. 呈多面体形　　B. 核大而圆、居细胞中央
   C. 有三种类型的功能面　　D. 细胞表面均有发达的微绒毛
   E. 有 2～3 个血窦面
5. 与肝巨噬细胞功能相关的选项是（　　）
   A. 属于单核吞噬细胞系统　　B. 具有吞噬作用
   C. 胞质内有发达的溶酶体　　D. 表面有大量微皱褶、微绒毛
   E. 来自于单核细胞
6. 贮脂细胞除贮存脂肪的功能有（　　）
   A. 吞噬作用　　B. 贮存铁
   C. 贮存维生素 A　　D. 贮存维生素 C
   E. 产生胶原和基质

五、问答题

1. 试述胰腺外分泌部的腺泡结构和功能。
2. 试述肝小叶的组织结构特点及功能。

参考答案

一、名词解释

1. 胰岛：散在分布于外分泌部腺泡之间的内分泌细胞团。主要有 A、B 和 D 细胞，

分别分泌高血糖素、胰岛素和生长抑素。

2. 肝小叶：肝脏的基本结构和功能单位，由中央静脉、肝板、肝血窦和胆小管构成。

3. 窦周隙：位于肝血窦内皮细胞与肝细胞之间的狭小间隙。内有血浆、微绒毛、贮脂细胞，是肝细胞和血浆之间进行物质交换的场所。

4. 贮脂细胞：形态不规则，位于窦周隙中，有摄取、贮存和释放维生素 A，以及产生胶原和基质的功能。

5. 门管区：相邻肝小叶之间呈三角形或不规则形的结缔组织区域，内有三条伴行的管道，为小叶间动脉、小叶间静脉和小叶间胆管。

二、填空题

1. 腮腺　下颌下腺　舌下腺
2. A 细胞　B 细胞　D 细胞　高血糖素　胰岛素　生长抑素
3. 血窦面　胆小管面　相邻面
4. 小叶间动脉　小叶间静脉　小叶间胆管
5. 门静脉　肝动脉

三、单项选择题

1. A　解释：电镜下腺泡细胞具有典型的蛋白质合成细胞的超微结构特点。

2. A　解释：泡心细胞是伸入腺泡腔内的闰管上皮细胞。

3. C　解释：胰岛在胰尾分布较多。

4. A　解释：胰岛 A 细胞分泌高血糖素，B 细胞分泌胰岛素，D 细胞分泌生长抑素。

5. C　解释：胰腺腺泡分泌多种消化酶，如胰蛋白酶原、糜蛋白酶原、胰淀粉酶等。

6. B　解释：A 细胞占胰岛总数的 20%，相对于 B 细胞数量较少。

7. C　解释：胆小管是穿行于肝板内的微细管道。

8. C　解释：滑面内质网可将从肠道吸收的大量有机异物（如药物等）进行生物转化并解毒。

9. B　解释：胆汁的合成在滑面内质网，在高尔基复合体进行包装后排出。

10. D　解释：贮脂细胞胞质内含有大小不等的脂滴，有贮存维生素 A 的功能，还可产生网状纤维等细胞外基质成分，与肝脏解毒功能无关。

11. C　解释：肝细胞合成的胆汁进入胆小管，由小叶中央流向小叶边缘，连接于肝闰管。

12. D　解释：窦周隙是肝细胞与血液之间进行物质交换的场所。

13. B　解释：门管区只有小叶间动脉、小叶间静脉和小叶间胆管。

四、多项选择题

1. ACE　解释：腮腺为纯浆液性腺，由浆液性腺泡构成，闰管长，分泌管较短，分泌物含唾液淀粉酶。

2. ACDE　解释：胰岛散在分布于外分泌部之间，为散布于腺泡之间的岛状细胞团，约 100 万～200 万个。每个胰岛由数个至数百个内分泌细胞组成。细胞主要有 A、B、D 三种，此外尚有少量 PP 细胞等。

3. ABCE 解释：肝板、肝血窦和胆小管围绕中央静脉共同组成肝小叶的复杂的立体网络结构。

4. ABC 解释：肝细胞呈多边形，有三种不同的功能面，即细胞连接面、血窦面和胆小管面，每个肝细胞可有多个血窦面，肝血窦面和胆小管面有发达的微绒毛。

5. ABCDE 解释：细胞表面有很多皱褶和微绒毛，胞质内含大量溶酶体，由血液单核细胞分化而来，具有变形运动和活跃的吞噬能力。

6. CE 解释：贮脂细胞有摄取、贮存和释放维生素 A 的功能，还能产生胶原和基质。

五、问答题

1. 试述胰腺外分泌部的腺泡结构和功能。

胰腺的外分泌部腺泡由一层锥体形的浆液性腺细胞围成。细胞核圆形，位于细胞基部；基部胞质嗜碱性，顶部胞质中有嗜酸性的酶原颗粒；电镜下，细胞内可见丰富的粗面内质网和发达的高尔基复合体，酶原颗粒聚集在细胞顶部，内含多种消化酶。腺泡腔内可见数个扁平或立方细胞，着色较淡，称泡心细胞。

功能：分泌胰液，含水、消化酶、电解质等。腺细胞分泌多种消化酶，如胰淀粉酶、胰脂肪酶、胰蛋白酶和胰糜蛋白酶等。胰腺细胞尚分泌一种胰蛋白酶抑制因子。

2. 试述肝小叶的组织结构特点及功能。

肝小叶是肝的基本结构单位。肝小叶中央为中央静脉，为小静脉，管壁因有肝血窦的开口而不完整。肝细胞单层排列成肝板，肝板围绕中央静脉呈放射状排列。肝板之间为肝血窦，血窦经肝板上的孔互相通连，血窦接受来自小叶间动、静脉的血液，汇入中央静脉。血窦内有定居的肝巨噬细胞和大颗粒淋巴细胞。血窦内皮与肝细胞之间有狭小的间隙，称为窦周隙，内有贮脂细胞。肝细胞相邻面质膜凹陷形成的微细管道，为胆小管。肝细胞有 3 种不同的功能面，即血窦面、细胞连接面和胆小管面。其中肝细胞连接面有紧密连接、桥粒和缝隙连接等结构，血窦与胆小管互不相通。

功能：肝细胞有贮存糖原、合成血浆蛋白、产生胆汁等功能。肝细胞可较快地从血中摄取代谢过程所产生的有毒产物和从肠腔吸收的有毒物质，及时进行生物转化或解毒。肝巨噬细胞可及时处理从肠道进入肝的细菌和异物等。肝细胞合成胆汁直接释放入胆小管内。

（成都中医药大学　杨岚）

第十章　呼吸系统

一、名词解释

1. 肺小叶
2. 肺呼吸部
3. 气－血屏障（呼吸膜）
4. 肺巨噬细胞

二、填空题

1. 鼻黏膜分为________、________、________三部分。
2. 嗅部的假复层纤毛柱状上皮包括________、________、________三种细胞。
3. 气管壁由内向外分为________、________、________三层。
4. 气管壁假复层纤毛柱状上皮包括________、________、________、________、________五种细胞。
5. 肺呼吸部包括________、________、________和________。
6. 肺泡上皮包括________和________。前者的功能是________；后者的功能是________和________。
7. 气－血屏障由________、________、________和________组成。
8. 肺小叶是指每条________连同它的分支至________。
9. 尘细胞是指吞噬了大量肺内________的________。

三、单项选择题

1. 下列关于肺导气部的描述错误的是(　　)
   A. 包括支气管、小支气管、细支气管和终末细支气管
   B. 是气体进出的通道
   C. 有净化空气的作用
   D. 有气体交换功能
2. 嗅上皮不包括(　　)
   A. 嗅细胞　　B. 支持细胞
   C. 杯形细胞　　D. 基细胞

3. 下列关于气管假复层纤毛柱状上皮的描述正确的是( )
   A. 纤毛向咽部快速定向摆动，有助于清除异物
   B. 杯形细胞分泌的黏液有利于净化空气
   C. 包括纤毛细胞、杯形细胞、刷细胞、基细胞、小颗粒细胞
   D. 以上均正确
4. 终末细支气管的结构特点是( )
   A. 有杯形细胞　　B. 有腺体
   C. 有软骨片　　D. 有完整的环形平滑肌
5. 有关Clala细胞的特点错误的是( )
   A. 有纤毛　　B. 能降低表面张力
   C. 有解毒功能　　D. 可分化为纤毛细胞
6. 肺泡可开口于( )
   A. 呼吸性细支气管　　B. 肺泡管
   C. 肺泡囊　　D. 上述均可
7. 有关肺泡管的描述正确的是( )
   A. 其上皮包括纤毛细胞和Clala细胞　　B. 由多个肺泡共同开口围成
   C. 相邻肺泡开口间有结节状膨大　　D. 为半球形的囊泡
8. 有关肺泡的描述正确的是( )
   A. 肺泡上皮包括Ⅰ型和Ⅱ型肺泡细胞
   B. 肺泡都有肺泡孔
   C. Ⅱ型肺泡细胞能增殖为Ⅰ型或Ⅱ型肺泡细胞
   D. 以上答案均正确
9. 有关肺泡隔的描述正确的是( )
   A. 是指相邻肺泡间的薄层结缔组织　　B. 含有巨噬细胞
   C. 含有丰富的毛细血管和弹性纤维　　D. 以上答案均正确
10. 有关肺泡孔的描述正确的是( )
    A. 是沟通肺泡间的小孔　　B. 可以平衡肺泡间的气体压力
    C. 肺部感染时炎症可通过肺泡孔扩散　　D. 以上答案均正确
11. 肺巨噬细胞是( )
    A. 由单核细胞分化而来　　B. 可游走至肺泡腔
    C. 有吞噬、免疫和分泌功能　　D. 以上说法均正确

四、多项选择题

1. 下列关于呼吸系统的描述正确的是( )
   A. 包括气管、支气管和肺　　B. 分为导气部和呼吸部
   C. 具有净化空气的作用　　D. 具有气体交换功能
   E. 肺还具有合成和代谢功能
2. 下列关于鼻的描述错误的是( )
   A. 鼻表面覆以皮肤，鼻腔内面为黏膜

B. 鼻黏膜分为前庭部、呼吸部和嗅部
C. 嗅上皮为肌肤层纤毛柱状上皮
D. 嗅上皮由嗅细胞、支持细胞、基细胞组成
E. 呼吸部包括下鼻甲、中鼻甲、鼻道及鼻中隔中下分的黏膜

3. 气管壁的假复层纤毛柱状上皮包括（　　）
A. 纤毛细胞　　B. 杯形细胞
C. 基细胞　　D. 刷细胞
E. 小颗粒细胞

4. 下列肺的描述正确的是（　　）
A. 表面覆以纤维膜
B. 肺组织分为实质和间质
C. 肺泡可开口于呼吸性细支气管、肺泡管、肺泡囊
D. 终末细支气管平滑肌痉挛性收缩可致哮喘
E. 每条细支气管连同它的分支至肺泡组成一个肺小叶

5. 属于Ⅰ型肺泡细胞的特点的是（　　）
A. 细胞扁平，表面光滑　　B. 覆盖了肺泡 95% 的表面积
C. 无增殖能力　　D. 有增殖能力
E. 参与形成血气屏障

6. 属于Ⅱ型肺泡细胞的特点的是（　　）
A. 细胞小，立方形或者圆形
B. 能分泌表面活性物质
C. 能增殖为Ⅱ型肺泡细胞和转化为Ⅰ型肺泡细胞
D. 其分泌物能降低肺泡的表面张力
E. 其分泌物能增强肺泡的表面张力

7. 下列关于肺泡隔的描述正确的是（　　）
A. 指肺泡间的薄层结缔组织　　B. 含有丰富的毛细血管
C. 含有肺巨噬细胞　　D. 含有不规则的软骨片
E. 含有腺体

五、问答题

1. 试述气管壁的结构及功能。
2. 试述肺泡的结构及功能。

参考答案

一、名词解释

1. 肺小叶：每条细支气管连同它的分支至肺泡，组成一个肺小叶。
2. 肺呼吸部：包括呼吸性细支气管、肺泡管、肺泡囊和肺泡。是肺行使气体交换

功能的部位。

3. 气－血屏障（呼吸膜）：是指肺泡内气体与肺泡隔毛细血管血液内气体交换所通过的结构。由肺泡表面液体层、Ⅰ型肺泡细胞、Ⅰ型肺泡细胞与基膜、薄层结缔组织、毛细血管基膜与内皮构成。有利于气体交换。

4. 肺巨噬细胞：由单核细胞分化而来，广泛分布在肺间质内，在细支气管以下的管道周围和肺泡隔内较多，可游走入肺泡腔内，其具有吞噬、免疫、和分泌作用，有重要的防御功能。

二、填空题

1. 前庭部　呼吸部　嗅部
2. 嗅细胞　支持细胞　基细胞
3. 黏膜　黏膜下层　外膜
4. 纤毛细胞　杯形细胞　刷细胞　小颗粒细胞　基细胞
5. 呼吸性细支气管　肺泡管　肺泡囊　肺泡
6. Ⅰ型肺泡细胞　Ⅱ型肺泡细胞　参与形成气－血屏障　分泌表面活性物质　分裂增殖为Ⅱ型肺泡细胞
7. 肺泡表面液体层　Ⅰ型肺泡细胞与基膜　薄层结缔组织　毛细血管基膜与内皮
8. 细支气管　肺泡
9. 尘粒　肺巨噬细胞

三、单项选择题

1. D　解释：导气部没有气体交换功能。
2. C　解释：杯形细胞不存在于嗅上皮。
3. D　解释：ABC 全部都是气管假复层纤毛柱状上皮的功能。
4. D　解释：终末细支气管无杯形细胞、无腺体、无软骨片。
5. A　解释：Clala 细胞无纤毛。
6. D　解释：呼吸部均有肺泡的开口。
7. C　解释：相邻肺泡开口间有结节状膨大。
8. D　解释：ABC 均为肺泡的特点。
9. D　解释：ABC 均为肺泡隔的特点。
10. D　解释：ABC 均为肺泡孔的特点。
11. D　解释：ABC 均为肺巨噬细胞的特点。

四、多项选择题

1. BCDE　解释：A 错误，呼吸系统包括鼻、咽、喉、气管、支气管和肺。
2. ABCDE　解释：ABCDE 均为鼻的结构。
3. ABCDE　解释：气管壁的假复层纤毛柱状上皮包括这五种细胞 。
4. ABCDE　解释：ABCDE 均为肺的特点。
5. ABCE　解释：D 错误，Ⅰ型肺泡细胞无增殖能力。

6. ABCD　解释：E 错误，表面活性物质是降低肺泡的表面张力。

7. ABC　解释：DE 错误，软骨片和腺体在肺泡隔中均已不存在。

五、问答题

1. 试述气管壁的结构及功能。

气管壁由黏膜、黏膜下层、外膜构成。

（1）黏膜由上皮与固有层构成，上皮为假复层纤毛柱状上皮，由纤毛细胞、杯形细胞、基细胞、刷细胞和小颗粒细胞组成。纤毛向咽部定向摆动，有助于清除异物。杯形细胞分泌的黏液有黏附灰尘及细菌病毒的作用。基细胞是未分化细胞，可分化为纤毛细胞和杯形细胞。小颗粒细胞分泌的物质参与调节呼吸道血管平滑肌的收缩和腺体的分泌。

（2）黏膜下层是疏松结缔组织，有血管、淋巴管、神经及气管腺。气管腺分泌的黏液分泌到气管腔面，参与空气的净化。

（3）外膜是结缔组织，主要由 16 ~ 20 个“C”型透明软骨环构成气管壁的支架，软骨环缺口有弹性纤维和平滑肌封闭，参与咳嗽反射。

2. 试述肺泡的结构及功能。

肺泡是支气管树的终末部分，为半球形的小囊，开口于呼吸性细支气管、肺泡管和肺泡囊，是气体交换的场所。肺泡壁很薄，表面覆以单层肺泡上皮，深面为基膜。相邻肺泡间隔以薄层结缔组织，称肺泡隔。肺泡上皮包括Ⅰ型肺泡细胞和Ⅱ型肺泡细胞，前者主要参与构成气－血屏障，后者能分泌表面活性物质和转化为Ⅰ型肺泡细胞。

（广州中医药大学　刘爱军）

第十一章 泌尿系统

一、名词解释

1. 肾小体
2. 血管球
3. 滤过膜
4. 髓襻

二、填空题

1. 肾单位由________和________组成。

2. 肾小体有两个极，分别是________和________，其结构由________和________组成。

3. 肾小囊由________、________和________组成。

4. 滤过膜的结构包括________、________和________。

5. 如果滤过膜受损，大分子的蛋白质滤出，形成________，血细胞滤出则形成________。

6. 肾小管包括________、________和________三段。

7. 髓襻由________、________和________组成。

8. 球旁复合体由________、________和________组成。

三、单项选择题

1. 肾单位的组成包括（　　）
   A. 血管球和肾小囊　　B. 肾小体和肾小管
   C. 肾小体和集合管　　D. 血管球和肾小管

2. 关于肾小体，描述错误的是（　　）
   A. 呈球形，又称为肾小球　　B. 有血管极和尿极
   C. 由血管球和肾小管构成　　D. 具有过滤的作用

3. 关于肾血管球，下列描述错误的是（　　）
   A. 由入球微动脉分支形成　　B. 血管是连续型毛细血管
   C. 入球微动脉管径大于出球微动脉　　D. 血管球内的血压较高

4. 关于滤过膜的描述，错误的是（　　）
A. 包括有孔内皮、毛细血管基膜及足细胞裂孔膜
B. 可使中小分子的物质滤过
C. 滤出的成分即为尿液
D. 滤过膜受损可引起蛋白尿和血尿

5. 关于近端小管，描述错误的是（　　）
A. 是原尿重吸收的主要场所　　B. 细胞胞质嗜碱性强
C. 细胞游离面有刷状缘　　D. 细胞的基底部纵纹明显

6. 受醛固酮调节的是（　　）
A. 远曲小管和集合小管　　B. 远端小管曲部和直部
C. 细段　　D. 近端小管曲部和直部

7. 终尿形成的部位是（　　）
A. 远端小管　　B. 髓襻
C. 集合小管　　D. 肾盏

8. 致密斑由下列哪段肾小管上皮细胞特化形成（　　）
A. 远端小管　　B. 近端小管
C. 集合小管　　D. 乳头管

9. 肾盂和肾盏腔面的上皮类型是（　　）
A. 单层柱状上皮　　B. 复层柱状上皮
C. 复层扁平上皮　　D. 变移上皮

10. 球旁复合体的组成不包括（　　）
A. 球内系膜细胞　　B. 球外系膜细胞
C. 致密斑　　D. 球旁细胞

11. 肾脏的球后毛细血管来自于（　　）
A. 入球微动脉　　B. 出球微动脉
C. 小叶间动脉　　D. 直小动脉

12. 关于肾小囊，下列描述错误的是（　　）
A. 由壁层、脏层及肾小囊腔构成　　B. 其壁层为单层立方上皮
C. 脏层由足细胞构成　　D. 肾小囊内有血管球

四、多项选择题

1. 关于球旁细胞，描述正确的是（　　）
A. 由入球微动脉平滑肌转变而来　　B. 细胞呈长梭形
C. 胞质的分泌颗粒中含有肾素　　D. 胞质呈弱嗜碱性
E. 具有调节血压的作用

2. 近端小管的功能包括（　　）
A. 重吸收原尿中的营养物质
B. 分解原尿中的有毒物质
C. 向管腔内分泌氢离子和氨等代谢废物

D. 转运和排除青霉素等药物

E. 可受到醛固酮和抗利尿激素调节

3. 髓放线内含有的结构有（　　）

A. 近端小管曲部　　B. 近端小管直部

C. 远端小管曲部　　D. 远端小管直部

E. 直集合管

4. 关于远端小管的描述正确的是（　　）

A. 连于细段和集合小管之间　　B. 细胞基底纵纹明显

C. 有刷状缘　　D. 是离子交换的主要场所

E. 可抗利尿激素的调节

5. 关于肾小体球内系膜细胞的描述正确的是（　　）

A. 位于血管球毛细血管之间　　B. 形态不规则，有突起

C. 可调节毛细血管的管径　　D. 可合成系膜基质

E. 可吞噬沉积于基膜上的免疫复合物

6. 关于足细胞，描述正确的是（　　）

A. 构成肾小囊脏层　　B. 有初级突起和次级突起

C. 初级突起相互嵌合形成栅栏状　　D. 其裂孔膜参与构成滤过膜

E. 突起可通过微丝的收缩来影响裂孔膜的通透性

五、简答题

1. 试述肾小体的结构与功能。

2. 试述肾小管各段的结构特点。

3. 试述球旁复合体的组成与功能。

参考答案

一、名词解释

1. 肾小体：是肾单位的起始部，近似球形，故又称肾小球，由血管球和肾小囊组成。肾小体有两个极，微动脉出入的一端称血管极，另一端与近端小管相连，称尿极，是过滤血液形成原尿的部位。

2. 血管球：是肾小囊内一团盘曲的毛细血管，与肾小囊共同构成肾小体。入球微动脉从血管极进入肾小囊后，不断分支形成襻状毛细血管网，继而汇合形成出球微动脉，从血管极离开肾小囊。因入球微动脉的管径比出球微动脉粗，因此血管球内毛细血管的血压较高。血管球的毛细血管属于有孔毛细血管，内皮孔可阻挡大分子物质通过。

3. 滤过膜：是肾小体的滤过结构，当血液流经肾血管球时，由于毛细血管内血压较高，血浆中的部分成分经有孔内皮、毛细血管基膜和足细胞裂孔膜滤入肾小囊腔内，血浆所经过的这三层结构称为滤过膜，或滤过屏障。滤入肾小囊腔的成分称原尿。

4. 髓襻：是由近端小管直部、细段和远端小管直部构成的“U”形襻状结构，其下

行支称为降支，上行支称为升支。髓襻在尿液浓缩过程中起到重要作用。

二、填空题

1. 肾小体　肾小管
2. 血管极　尿极　血管球　肾小囊
3. 壁层　脏层　肾小囊腔
4. 有孔内皮　毛细血管基膜　足细胞裂孔膜
5. 蛋白尿　血尿
6. 近端小管　细段　远端小管
7. 近直小管　细段　远直小管
8. 球旁细胞　致密斑　球外系膜细胞

三、单项选择题:

1. B　解释：肾单位由肾小体和肾小管构成。
2. C　解释：肾小体由血管球和肾小囊组成。
3. B　解释：肾血管球毛细血管是有孔型毛细血管。
4. C　解释：滤过膜滤出的成分即为原尿。
5. B　解释：近端小管上皮细胞胞质呈嗜酸性。
6. A　解释：远曲小管和集合小管的重吸收功能受醛固酮调节。
7. C　解释：终尿形成的部位是集合小管。
8. A　解释：致密斑由远曲小管近血管极一侧上皮细胞特化形成。
9. D　解释：肾盂和肾盏属于排尿管道，其上皮类型为变移上皮。
10. A　解释：球旁复合体的组成包括球旁细胞、致密斑及球外系膜细胞。
11. B　解释：球后毛细血管来自于出球微动脉。
12. B　解释：肾小囊壁层的上皮为单层扁平上皮。

四、多项选择题:

1. ACDE　解释：球旁细胞的形态呈立方形或多边形，故不选 B 答案。
2. ACD　解释：近端小管没有分解有毒物质的功能，也不受醛固酮调节，故不选 B 和 E 答案。
3. BDE　解释：近端小管和远端小管的曲部均位于皮质迷路内，故不选 A 和 C 答案。
4. ABDE　解释：远端小管无刷状缘，故不选 C 答案。
5. ABCDE　解释：五个答案均属于球内系膜细胞的特点。
6. ABCDE　解释：五个答案均属于足细胞的特点。

五、问答题:

1. 试述肾小体的结构与功能。

肾小体是肾单位的起始部，近似球形，故又称肾小球，由血管球和肾小囊组成。肾小体有两个极，微动脉出入的一端称血管极，另一端与近端小管相连称尿极。

（1）血管球：是肾小囊内一团盘曲的毛细血管网，与肾小囊共同构成肾小体。入球微动脉从血管极进入肾小囊后，不断分支形成襻状毛细血管网，继而汇合形成出球微动脉，从血管极离开肾小囊。因入球微动脉的管径比出球微动脉粗，因此血管球内毛细血管的血压较高。血管球的毛细血管属于有孔毛细血管，内皮孔可阻挡大分子物质通过。

（2）肾小囊：是肾小管起始部膨大凹陷形成的双层囊状结构。其外层为单层扁平上皮，在尿极处与近曲小管相连续。内层由足细胞构成，足细胞胞体发出初级突起，后者又发出许多次级突起，次级突起之间相互嵌合成栅栏状，贴在毛细血管基膜外，次级突起间有裂孔，裂孔上覆盖有裂孔膜。

（3）当血液流经血管球时，由于毛细血管内血压较高，血浆中的部分成分经有孔内皮、毛细血管基膜和足细胞裂孔膜滤入肾小囊腔内，血浆所经过的这三层结构称为滤过膜，或滤过屏障，是过滤血液形成原尿的部位。

2. 试述肾小管各段的结构特点。

肾小管包括近端小管、细段和远端小管。

（1）近端小管：由单层立方上皮构成，上皮细胞的胞质嗜酸性强；腔面不规则，细胞游离面有刷状缘，电镜下为密集的微绒毛；细胞侧面有侧突，并相互交错，使小管细胞的界限不清；细胞基底部有基底纵纹，电镜下为质膜内褶和纵行的线粒体。

（2）细段：管径较细，由单层扁平上皮组成，胞质染色较浅，核扁圆形突向管腔。

（3）远端小管：上皮为单层立方上皮，与近端小管相比，细胞胞体较小，胞质染色较浅；游离面没有刷状缘，故小管管腔相对大而整齐，上皮细胞界限较近端小管明显；基底部纵纹也较近端小管明显。

3. 试述球旁复合体的组成与功能。

球旁复合体位于肾小体血管极处，由球旁细胞、致密斑和球外系膜细胞组成。

（1）球旁细胞：入球微动脉靠血管极处，管壁平滑肌细胞转变成上皮样细胞，即球旁细胞。细胞体积较大，呈立方形，胞质内含有较多分泌颗粒。细胞可释放肾素，肾素可使血液中的血管紧张素原转变为血管紧张素 I，后者在转换酶的作用下再转变为血管紧张素 II，导致血管平滑肌收缩，血压升高。肾素还可使醛固酮分泌增加，远曲小管和集合小管重吸收能力增强。

（2）致密斑：是远端小管靠近血管极处的局部上皮细胞增高，形成排列致密的椭圆形斑。致密斑的细胞呈高柱状，排列紧密，细胞核近游离端。致密斑是一种离子感受器，能感受远端小管内的钠离子浓度变化，并将信息传递给球旁细胞，调节肾素的分泌。

（3）球外系膜细胞：填充于入球微动脉、出球微动脉和致密斑之间的三角区内，与球内系膜细胞相延续，与周围的球旁细胞、致密斑和球内系膜细胞之间有缝隙连接，在球旁复合体中可能起到传递信息的作用。

（贵阳中医学院　刘霞）

第十二章 皮 肤

一、名词解释

1. 真皮乳头
2. 黑（色）素体
3. 梅克尔细胞
4. 网织层

二、填空题

1. 皮肤是由________和________组成，借________与深部组织相连。

2. 表皮透明层和角质层的细胞，电镜显示其________和________均已消失，H－E染色呈________色。

3. 厚表皮的非角质形成细胞包括________、________和________。

4. 皮肤的附属器包括________、________、________和________等。

5. 毛囊分为内外两层：内层为________，与________相延续，外层为________，由________构成。

6. 指/趾甲为硬角质板，其外露部分为________，由________构成；甲体深面的皮肤为________，由________和________组成。

三、单项选择题

1. 人指皮的表皮由浅至深的结构组成为(　　)
   A. 基底层、棘层、角质层、颗粒层、透明层
   B. 角质层、颗粒层、棘层、基底层
   C. 角质层、透明层、颗粒层、棘层、基底层
   D. 基底层、棘层、颗粒层、透明层、角质层

2. 角质形成细胞内的黑素颗粒来源于(　　)
   A. 基底细胞　　B. 棘层细胞
   C. 黑素细胞　　D. 梅克尔细胞

3. 表皮颗粒层细胞间的多层膜状结构来源于(　　)
   A. 透明角质颗粒　　B. 板层颗粒

C. 黑素颗粒　　D. 伯贝克颗粒

4. 最具增殖分化能力的角质形成细胞是(　　)

A. 棘层细胞　　B. 颗粒层细胞

C. 基底细胞　　D. 角质层细胞

5. 关于表皮棘层细胞的特征哪项是错误的(　　)

A. 由 3 ~5 层细胞组成

B. 细胞有棘状突起

C. 细胞之间有桥粒相连

D. 胞质丰富，有较多游离核糖体

6. 表皮由角质形成细胞和非角质形成细胞构成，下列属于非角质形成细胞的是(　　)

A. 棘细胞　　B. 黑素细胞

C. 基底细胞　　D. 颗粒层细胞

7. 关于皮肤的叙述，下列描述错误的是(　　)

A. 是人体最大的器官，对人体有重要的保护作用，是人体的主要屏障

B. 由表皮和真皮两部分组成，借皮下组织与深层组织相连

C. 皮肤是人体免疫系统的重要组成部分

D. 血管和神经的含量均较少

8. 关于真皮的描述，下列哪项不正确(　　)

A. 为致密结缔组织，身体各部位真皮厚薄不一

B. 真皮可分为乳头层和透明层

C. 真皮层富含血管、淋巴管和神经

D. 真皮层中还有触觉小体和环层小体

9. 关于毛乳头的描述哪项正确(　　)

A. 是结缔组织从毛球底面内凹形成的结构　　B. 属上皮性鞘成分

C. 纤维成分多而粗，细胞较少　　D. 血管和神经末梢很少

10. 皮脂腺是(　　)

A. 管状腺，腺细胞内无分泌颗粒

B. 泡状腺，腺细胞成熟后解体排出

C. 管状腺，腺细胞分泌颗粒释放分泌物

D. 泡状腺，腺细胞排出分泌颗粒

11. 关于表皮颗粒层细胞的描述哪些正确(　　)

A. 细胞排列为一层　　B. 细胞扁平梭形

C. 胞质内含强嗜碱性的颗粒　　D. 保持一定的分裂能力

12. 触觉小体位于(　　)

A. 表皮　　B. 皮下组织

C. 真皮网织层　　D. 真皮乳头层

13. 毛发的生长点是(　　)

A. 毛球　　B. 毛乳头

C. 毛根　　D. 毛囊

四、多项选择题

1. 关于外泌汗腺的结构和功能，哪些描述正确(　　)
   A. 分泌部由矮柱状染色浅的腺细胞围成
   B. 分泌部盘曲成团
   C. 导管由两层立方形细胞围成
   D. 腺细胞与基膜间有肌上皮细胞
   E. 其分泌主要受性激素调节
2. 关于黑素细胞的描述哪些正确(　　)
   A. 来源于胚胎时期的神经嵴细胞
   B. 胞体位于表皮基底细胞之间和毛囊内
   C. 胞质含丰富的核糖体和粗面内质网
   D. 有吞噬能力
   E. 细胞能合成和分泌黑素颗粒
3. 关于朗格汉斯细胞的描述正确的是(　　)
   A. 与角质形成细胞以桥粒连接　　B. 体积较大，多突起
   C. 胞质内含角蛋白丝　　D. 主要分布在棘层
   E. 来源于骨髓，具巨噬细胞的功能特征
4. 关于皮下组织的描述哪些正确(　　)
   A. 属疏松结缔组织　　B. 组织中脂肪细胞较多
   C. 血管和神经束分布较多　　D. 汗腺分泌部可存在此层
   E. 身体不同部位的皮下组织厚度差异较大
5. 关于竖毛肌的描述哪些正确(　　)
   A. 由骨骼肌纤维构成　　B. 受运动终板支配
   C. 位于毛囊与表皮间的钝角一侧　　D. 分布在真皮
   E. 交感神经兴奋时竖毛肌收缩
6. 表皮基底细胞的特点包括(　　)
   A. 立方形或低柱状　　B. 胞质嗜酸性
   C. 含有张力丝和丰富的游离核糖体　　D. 借半桥粒与基膜相连接
   E. 具有分裂增殖能力
7. 关于毛发的结构，哪项正确(　　)
   A. 由毛干、毛根和毛球组成
   B. 毛干和毛根由排列规律的角化上皮细胞构成
   C. 毛囊包在毛根周围，仅由上皮组织组成
   D. 毛根毛囊的下端膨大形成毛球
   E. 毛乳头内富含血管和神经

五、问答题

1. 试述表皮的分层及其与表皮角化形成的关系。
2. 试列出表皮中具有防御保护作用的结构并说明其结构特点。

参考答案

一、名词解释

1. 真皮乳头：位于真皮浅层，结缔组织向表皮基底部突出，形成许多乳头状突起，称真皮乳头。具有丰富毛细血管的乳头，称血管乳头；含游离神经末梢和触觉小体的乳头，称神经乳头。

2. 黑（色）素体：由高尔基复合体生成，其内含酪氨酸酶，能将酪氨酸转化为黑（色）素。当黑（色）素体充满黑（色）素后，改称黑（色）素颗粒。黑（色）素能吸收和散射紫外线，可保护深层组织免受辐射损伤。

3. 梅克尔细胞：是一种具有短指状突起的细胞，常分布于表皮基底层。这种细胞可能是一种感受触觉刺激的感觉上皮细胞。

4. 网织层：位于乳头层下方，由致密结缔组织组成，粗大的胶原纤维束交织成网，并有许多弹性纤维，使皮肤具有较大的弹性和韧性。

二、填空题

1. 表皮　真皮　皮下组织
2. 细胞核　细胞器　红
3. 黑素细胞　朗格汉斯细胞　梅克尔细胞
4. 毛　皮脂腺　汗腺　指/趾甲
5. 上皮根鞘　表皮　结缔组织鞘　致密结缔组织
6. 甲体　角化细胞　甲床　非角化的复层扁平上皮　真皮

三、单项选择题

1. C　解释：表皮是皮肤的浅层，由角化的复层扁平上皮构成。在厚表皮，由浅至深，可清晰地分辨出角质层、透明层、颗粒层、棘层和基底层五层结构，其主要功能是合成角蛋白，参与表皮角化。在薄皮处，没有明显的透明层。答案应选 C。

2. C　解释：表皮中的非角质形成细胞中的黑素细胞是黑素颗粒的来源。黑素颗粒由胞体移入细胞末端，进而转入深层邻近的角质形成细胞内。黑（色）素能吸收和散射紫外线，可保护深层组织免受辐射损伤。答案应选 C。

3. B　解释：板层颗粒是存在于棘层和颗粒层细胞中的膜被颗粒，电镜下呈明暗相间的板层状，内含脂类物质，主要分布于细胞周边，以胞吐的方式将脂质排放于细胞间隙，形成膜状物，有效地发挥了表皮的屏障作用。答案应选 B。

4. C　解释：表皮的基底层附着于基膜，由一层矮柱状或立方形的基底细胞组成。

基底细胞属幼稚细胞。有活跃的增殖能力，新生的细胞向浅层推移，并分化为其余几层细胞。答案应选 C。

5. A 解释：棘层位于基底层上方，由 4 ~ 10 层多边形、体积较大的棘细胞组成，细胞表面有许多短小的棘状突起，相邻细胞突起以桥粒相连。棘细胞核较大，圆形，位于细胞中央。胞质丰富，弱嗜碱性，胞质中含较多的张力原纤维。电镜观察胞质中可见多个膜被的卵圆形的板层颗粒，其内容物主要是糖脂和固醇。故答案应选 A。

6. B 解释：表皮是皮肤的浅层，属角化复层扁平上皮。其中的非角质形成细胞包括黑素细胞、朗格汉斯细胞和梅克尔细胞。故答案应选 B。

7. D 解释：皮肤是人体最大的器官，由表皮和真皮构成，借助皮下组织和深部组织相连。皮肤与外界直接接触，故具有重要的屏障和保护作用。皮肤内还有丰富的感觉神经末梢，能感受外界的多种刺激。此外皮肤还具有调节体温、参与免疫应答等功能。故答案应选 D。

8. B 解释：真皮位于表皮的深部，由致密结缔组织构成，身体各部位真皮的厚度不等。真皮可分为乳头层和网织层，富含血管、淋巴管和神经。其中乳头层中含触觉小体，网织层的深部可见环层小体。故答案应选 B。

9. A 解释：毛根和毛囊末端膨大为毛球。毛球底面内陷，由富含毛细血管和神经的结缔组织突入其中形成毛乳头。毛乳头对毛的生长起诱导和营养作用。故答案应选 A。

10. B 解释：皮脂腺为泡状腺，皮脂腺的分泌部由多层细胞组成，其周围是一层较小的干细胞，它们不断分裂增殖，逐渐变大，并向腺泡中心移动，腺泡中心的细胞较大，呈多边形，细胞内充满脂滴，核固缩。在近导管处，腺细胞解体，成为皮脂。故答案应选 B。

11. C 解释：表皮的颗粒层由 3 ~ 5 层扁梭形细胞组成，位于棘层上方。细胞的主要特点是胞质内出现许多透明角质颗粒，颗粒呈强嗜碱性。电镜下，透明角质颗粒呈致密均质状，无界膜包被，角蛋白丝常穿入颗粒中。答案应选 C。

12. D 解释：乳头层位于真皮浅层，结缔组织向表皮基底部突出，形成许多乳头状突起，称真皮乳头。具有丰富毛细血管的乳头，称血管乳头；含游离神经末梢和触觉小体的乳头，称神经乳头。答案应选 D。

13. A 解释：毛分为毛干、毛根和毛球三部分。露在皮肤外的部分为毛干，埋在皮肤内的部分为毛根。包在毛根外面的上皮和结缔组织形成的鞘为毛囊。毛根和毛囊下端合为一体，膨大为毛球。毛球底面有结缔组织突入其中形成的毛乳头，毛球是毛和毛囊的生长点。毛球的上皮细胞为幼稚细胞，称毛母质，它们不断增殖分化，向上移动，形成毛根和上皮根鞘的细胞。故答案应选 A。

四、多项选择题

1. ABCD 解释：汗腺可分外泌汗腺和顶泌汗腺两种。外泌汗腺又称小汗腺，其遍布全身大部分皮肤。汗腺为单曲管状腺，分泌部盘曲成团。分泌部由单层淡染的锥体形、立方形或矮柱状细胞组成。在腺细胞与基膜之间有肌上皮细胞，其收缩有助于排出分泌物。汗腺的导管较细，由两层小立方形细胞组成，胞质嗜酸性、着色较深。汗液除含大量水分外，还含钠、钾、氯、乳酸盐及尿素。汗腺的分泌主要受胆碱能神经支配。故答案应选 A、B、C、D。

2. ABCE 解释：黑素细胞是生成黑色素的细胞，来源于胚胎时期的神经嵴细胞。黑素细胞胞体多分散于基底细胞之间，其突起伸入基底细胞和棘细胞之间。在 H－E 染色标本上，不易辨认。电镜下，黑素细胞与角质形成细胞间无桥粒连接，细胞内含丰富的游离核糖体、粗面内质网和发达的高尔基复合体。由高尔基复合体生成黑素体，其内含酪氨酸酶，能将酪氨酸转化为黑（色）素。当黑（色）素体充满黑（色）素后，改称黑（色）素颗粒。黑素颗粒由胞体移入细胞末端，进而转入深层邻近的角质形成细胞内。黑（色）素能吸收和散射紫外线，可保护深层组织免受辐射损伤。答案应选 A、B、C、E。

3. BDE 解释：郎格汉斯细胞来源于单核细胞，为具有树枝状突起的细胞，主要分散于表皮棘层浅部。电镜下，可见胞质内含较多的溶酶体和一种网球拍状的伯贝克颗粒，无黑素颗粒、角蛋白丝和桥粒等。该细胞是皮肤的抗原提呈细胞。答案应选 B、D、E。

4. ABCDE 解释：皮下组织连接皮肤和皮下深部组织，由疏松结缔组织和脂肪组织构成，其厚度受性别、部位、年龄和个体等多因素影响。分布到皮肤的血管、淋巴管和神经束经由皮下组织中通过，毛囊和汗腺也常延伸到该层组织中。故答案应选 A、B、C、D、E。

5. CDE 解释：毛和毛囊斜长在皮肤内，在它们与皮肤表面呈钝角的一侧有一束平滑肌，连接毛囊和真皮，称竖毛肌。竖毛肌受交感神经支配。答案应选 C、D、E。

6. ACDE 解释：表皮的基底层附着于基膜，由一层矮柱状或立方形的基底细胞组成。细胞核圆形或椭圆形，胞质呈强嗜碱性。电镜下胞质内可见分散或成束的角蛋白丝，也称张力丝。细胞间以桥粒相连，基底面借半桥粒与基膜相连。基底细胞属幼稚细胞，有活跃的增殖能力，新生的细胞向浅层推移，并分化为其余几层细胞。答案应选 A、C、D、E。

7. ABDE 解释：毛分为毛干、毛根和毛球三部分。露在皮肤外的部分为毛干，埋在皮肤内的部分为毛根。毛干和毛根由排列规则的角化上皮细胞组成。包在毛根外面的上皮和结缔组织形成的鞘为毛囊。毛根和毛囊下端合为一体，膨大为毛球。毛球底面有富含血管和神经的结缔组织突入其中形成的毛乳头，毛球是毛和毛囊的生长点。答案应选 A、B、D、E。

五、问答题

1. 试述表皮的分层及其与表皮角化形成的关系。

在厚表皮，由深至浅，可清晰地分辨出基底层、棘层、颗粒层、透明层和角质层五层结构，其主要功能是合成角蛋白，参与表皮角化。基底层附着于基膜，由一层矮柱状或立方形的基底细胞组成。胞质呈强嗜碱性。基底细胞属幼稚细胞，有活跃的增殖能力，新生的细胞向浅层推移，并分化为其余几层细胞。棘层位于基底层上方，由 4～10 层多边形、体积较大的棘细胞组成。颗粒层由 3～5 层扁梭形细胞组成，位于棘层上方，细胞核和细胞器渐趋退化。细胞的主要特点是胞质内出现许多透明角质颗粒，颗粒呈强嗜碱性。另外，颗粒层细胞含板层颗粒多，板层颗粒的内容物可释放到细胞间隙内，形成多层膜状结构，成为表皮渗透屏障的重要组成部分。透明层由 2～3 层更扁的梭形细胞组成。角质层为表皮的最浅层，由多层扁平的角质细胞组成。

2. 试列出表皮中具有防御保护作用的结构并说明其结构特点。

表皮中具有防御保护作用的结构包括表皮透明层和角质层、黑素细胞和朗格汉斯细胞。表皮的透明层由 2～3 层更扁的梭形细胞组成。胞核和细胞器已消失，胞质含透明角质。H－E 染色细胞透明并显浅红色，折光性强。电镜显示细胞质内充满浸埋在致密均质状基质中的角蛋白丝。角质层为表皮的最浅层，由多层扁平的角质细胞组成。角质细胞是一些干硬的死细胞，已无细胞核和细胞器，胞质中充满角蛋白，光镜下呈嗜酸性均质状。电镜下，细胞内充满密集、粗大的角蛋白丝束及均质状物质，二者结合的复合体为角蛋白。细胞膜因内面附有一层不溶性蛋白而坚固。细胞间隙中充满板层颗粒释放的脂类物质。

黑（色）素细胞多位于表皮基底细胞之间，其突起伸入基底细胞和棘细胞之间。黑（色）素能吸收和散射紫外线，可保护深层组织免受辐射损伤。

朗格汉斯细胞分散于棘层浅部，为具有树枝状突起的细胞，是皮肤的抗原提呈细胞。

（天津中医药大学　赵舒武）

第十三章 眼和耳

一、名词解释

1. 角膜
2. 黄斑
3. 螺旋器
4. 巩膜静脉窦

二、填空题

1. 角膜透明的主要原因是无________和________；胶原纤维的________与基质相同；基质中含较多的________。

2. 眼的屈光装置包括________、________、________和________。

3. 角膜有________、________、________、________和________五层结构。

4. 视网膜主要由四层结构细胞构成即________、________、________和________。

5. 感光细胞有________和________两种，前者感受________和________，感光物质是________；后者感受________和________，感光物质是________。

三、单项选择题

1. 巩膜静脉窦位于(　　)

A. 巩膜　　B. 角膜缘内侧

C. 虹膜　　D. 睫状体

2. 黄斑中央凹处只有(　　)

A. 视锥细胞和色素上皮细胞　　B. 视杆细胞和节细胞

C. 视锥细胞和节细胞　　D. 视锥细胞和双极细胞

3. 视网膜中感受强光和色觉的细胞是(　　)

A. 视杆细胞　　B. 视锥细胞

C. 色素上皮细胞　　D. 双极细胞

4. 视网膜中感受弱光的细胞是(　　)

A. 视杆细胞　　B. 视锥细胞

C. 色素上皮细胞　　D. 双极细胞

5. 眼球壁的分层从外向内依次为(　　)
A. 角膜、巩膜、脉络膜
B. 视网膜、脉络膜、巩膜
C. 纤维膜、血管膜、视网膜
D. 巩膜、角膜、视网膜

6. 眼球壁的血管膜从前向后依次为(　　)
A. 血管层、色素上皮层、睫状体
B. 血管层、睫状体、色素上皮层
C. 虹膜、血管层、睫状体
D. 虹膜、睫状体、脉络膜

7. 螺旋器中感受听觉的细胞是(　　)
A. 内指细胞
B. 毛细胞
C. 外指细胞
D. 内柱细胞

8. 螺旋器位于(　　)
A. 膜蜗管
B. 膜前庭
C. 膜半规管
D. 卵圆囊

9. 内耳膜迷路不包括(　　)
A. 蜗管
B. 前庭
C. 膜半规管
D. 卵圆囊

10. 内耳膜蜗管的血管纹能分泌(　　)
A. 外淋巴液
B. 组织液
C. 血液
D. 内淋巴液

四、多项选择题

1. 角膜透明的结构基础是(　　)
A. 无血管
B. 无色素
C. 角膜基质内的胶原纤维平行排列
D. 上皮基底层细胞排列整齐
E. 角膜基质中含较多水分

2. 视锥细胞的特点是(　　)
A. 外节呈锥状
B. 多数膜盘与胞膜不分离
C. 顶部膜盘不断脱落
D. 视色素由内节不断合成
E. 感受强光和色觉

3. 视杆细胞的特点是(　　)
A. 外节呈杆状
B. 膜盘与胞膜不分离
C. 顶部膜盘不断脱落
D. 含感光物质为视紫红质
E. 感受弱光

4. 引起夜盲症的因素有(　　)
A. 视色素减少
B. 视色素过多
C. 维生素 A 缺乏
D. 视紫红质减少
E. 视紫红质过多

5. 关于螺旋器的描述下列哪些正确(　　)
A. 基底膜内有听弦
B. 毛细胞位于指细胞顶端
C. 由柱细胞、指细胞、毛细胞构成
D. 由骨螺旋板特化形成的结构

E. 位于基底膜上

五、问答题

1. 角膜组织结构有何特点？有何作用？角膜损伤后可能发生哪些后果？
2. 光波透过屈光装置后，在视网膜上成像前需穿过视网膜的哪几层细胞？

参考答案

一、名词解释

1. 角膜：为纤维膜前 1/6 的部分，无色透明，略向前突出，周边与巩膜相连。

2. 黄斑：在眼球后极的视网膜上视乳头颞侧的淡黄色区域，称黄斑。该处视网膜极薄，仅有视锥细胞无视杆细胞，光线通过一对一的视觉通路传至中枢，是视觉最敏感区。

3. 螺旋器：又称 Corti 器，是一种听觉感受器，位于耳蜗的基底膜上，由支持细胞和毛细胞构成。

4. 巩膜静脉窦：又称 Schlemm 管，是位于角膜缘内侧的环形管道，为房水回流的重要通道。

二、填空题

1. 血管　色素上皮　折光率　透明质酸
2. 角膜　房水　晶状体　玻璃体
3. 前上皮　前界膜　固有层　后界膜　后上皮
4. 色素上皮层　视细胞层　双极细胞层　节细胞层
5. 视杆细胞　视锥细胞　弱光　暗光　视紫红质　强光　色觉　视色素

三、单项选择题

1. B　解释：巩膜与角膜相交处向前内侧伸出环嵴状突起称巩膜距，巩膜距的前外侧有一环形的管道称巩膜静脉窦。

2. A　解释：中央凹是视网膜最薄的部分，只有色素上皮细胞和视锥细胞，双极细胞和节细胞斜向外周排列，光线可直接落在视锥细胞上，因此中央凹是视觉最敏锐的部位。

3. B　解释：视锥细胞的感光物质称视色素，感受强光和颜色。

4. A　解释：视杆细胞的感光物质称视紫红质，感受弱光。

5. C　解释：眼球壁从外向内依次为纤维膜、血管膜和视网膜三层。

6. D　解释：血管膜由前至后依次为虹膜、睫状体和脉络膜。

7. B　解释：毛细胞为感觉上皮细胞，其底部与来自耳蜗神经节细胞的树突末端形成突触，毛细胞兴奋信息经耳蜗神经传至中枢产生听觉。

8. A　解释：膜蜗管的横切面呈三角形，有上、中、下三个壁，下壁由骨螺旋板和基底膜共同构成，基底膜的上皮增厚形成螺旋器。

9. B　解释：膜迷路由膜蜗管、膜前庭（椭圆囊、球囊）和膜半规管组成。前庭为骨迷路的结构。

10. D　解释：膜蜗管的外侧壁由血管纹构成，与内淋巴的产生有关。

四、多项选择题

1. ABCDE　解释：角膜基质结构特点是角膜透明的重要原因。

2. ABDE　解释：视锥细胞外节的膜盘大多与细胞膜不分离，顶端膜盘也不脱落，而感光物质则不断更新。

3. ACDE　解释：视杆细胞外节中的膜盘与表面细胞膜分离，形成独立的膜盘，膜盘由基部产生，并逐渐推移，而顶端衰老的膜盘不断脱落，被色素上皮细胞吞噬。

4. CD　解释：当人体维生素 A 不足时，视紫红质缺乏，导致弱光视力减退，称夜盲症。

5. ABCE　解释：膜蜗管下壁由骨螺旋板和基底膜共同构成，基底膜的上皮增厚形成螺旋器。螺旋器是听觉感受器，由支持细胞和毛细胞组成。

五、问答题

1. 角膜组织结构有何特点？有何作用？角膜损伤后可能发生哪些后果？

无色透明有弹性，无色素和血管，上皮基部平坦，固有层内纤维均匀并平行排列，其折光率与基质相同，神经末梢丰富。其作用为保护、感觉和屈光装置。上皮损伤后可修复，固有层损伤后形成瘢痕，前界膜损伤后不能再生，前上皮损伤后可以再生。

2. 光波透过屈光装置后，在视网膜上成像前需穿过视网膜的哪几层细胞？

节细胞层、双极细胞层、视锥视杆层。

（河南中医学院　王琦）

第十四章　内分泌系统

一、名词解释

1. 激素
2. 赫令体

二、填空题

1. 甲状腺表面有结缔组织________。结缔组织将实质分成许多小叶，小叶内有________和________。

2. 甲状腺滤泡由________围成，滤泡腔内含有________。

3. ________细胞合成和分泌甲状腺激素，________细胞分泌降钙素。

4. 肾上腺皮质从外向内分三个带：________带，分泌________；________带，分泌________；________带，主要分泌________。

5. 肾上腺髓质细胞又称为________细胞，分泌________和________。

6. 腺垂体远侧部嗜酸性细胞分泌________和________。

7. 促肾上腺皮质激素由________细胞分泌，该激素可促进肾上腺皮质________细胞分泌________。

8. 视上核神经内分泌细胞合成________，又称________，主要作用于肾________小管和集合管重吸收________。室旁核主要合成________。

9. 甲状腺的功能受垂体远侧部________细胞分泌的________调控。

10. 内分泌细胞根据其分泌物的类型可分为________激素细胞和________激素细胞两种。前者胞质内与合成激素有关的超微结构有________和________，以及有膜包被的________。后者超微结构特点是细胞质内含有大量的________、________和________，内含合成激素的原料胆固醇。

11. 内分泌腺的特征是腺细胞排列成________、________或________。腺细胞周围有丰富的________。分泌物称________，分泌后进入________周流全身。外分泌腺与内分泌腺比较，不同的是由________和________两部分组成，其分泌物经________至体表或器官腔内。

12. 垂体由________和________两部分组成，前者分泌________和________，后者分泌________、________和________。

13. 垂体远侧部可见________、________和________三种不同形态和功能的细胞。

三、单项选择题

1. 肢端肥大症是由于垂体哪种细胞分泌过盛引起的（　　）
   A. 垂体细胞　　B. 嗜碱性细胞
   C. 嗜酸性细胞　　D. 嫌色细胞
2. 腺垂体分为（　　）
   A. 前叶和后叶　　B. 远侧部、结节部、中间部
   C. 前叶和漏斗部　　D. 远侧部、中间部和漏斗
3. 垂体细胞是（　　）
   A. 内分泌细胞　　B. 神经元
   C. 神经内分泌细胞　　D. 神经胶质细胞
4. 分泌甲状旁腺激素的细胞是（　　）
   A. 主细胞　　B. 嗜碱性细胞
   C. 滤泡旁细胞　　D. 嗜酸性细胞
5. 盐皮质激素由何处分泌（　　）
   A. 肾上腺球状带　　B. 肾上腺束状带
   C. 肾上腺网状带　　D. 垂体结节部
6. 糖皮质激素主要分泌处是（　　）
   A. 肾上腺球状带　　B. 肾上腺束状带
   C. 肾上腺网状带　　D. 垂体结节部
7. 细胞质内含有嗜铬颗粒的细胞是（　　）
   A. 肾上腺皮质细胞　　B. 促肾上腺皮质激素细胞
   C. 卵巢门细胞　　D. 肾上腺髓质细胞
8. 生长激素由何处分泌（　　）
   A. 垂体远侧部　　B. 垂体神经部
   C. 视上核　　D. 室旁核
9. 分泌促肾上腺皮质激素的细胞是（　　）
   A. 肾上腺球状带细胞　　B. 肾上腺束状带细胞
   C. 垂体远侧部嗜碱性细胞　　D. 垂体远侧部嗜酸性细胞
10. 垂体远侧部腺细胞主要受下列哪种激素调节（　　）
    A. 下丘脑视上核分泌的激素　　B. 下丘脑室旁核分泌的激素
    C. 赫令氏体释放的激素　　D. 下丘脑弓状核分泌的激素
11. 抗利尿激素合成于（　　）
    A. 下丘脑弓状核（漏斗部）　　B. 下丘脑结节部
    C. 下丘脑视上核和室旁核　　D. 下丘脑视上核
12. 女性体内产生雄激素的细胞是（　　）
    A. 肾间质细胞　　B. 胰岛细胞
    C. 肾上腺网状带细胞　　D. 肾上腺束状带细胞

13. 甲状腺滤泡旁细胞分泌（　　）
A. 松弛素
B. 催乳素
C. 生长素
D. 降钙素
14. 不属于腺垂体远侧部的结构是（　　）
A. 嗜酸性细胞
B. 嗜碱性细胞
C. 赫令体
D. 嫌色细胞
15. 分泌生长激素的是（　　）
A. 垂体远侧部嗜酸性细胞
B. 垂体远侧部嗜碱性细胞
C. 下丘脑视上核细胞
D. 下丘脑室旁核细胞
16. 分泌卵泡刺激素的是（　　）
A. 促甲状腺激素细胞
B. 促性腺激素细胞
C. 促肾上腺皮质激素细胞
D. 催乳激素细胞
17. 分泌降钙素的细胞是（　　）
A. 甲状腺滤泡上皮细胞
B. 滤泡旁细胞
C. 甲状旁腺主细胞
D. 甲状旁腺嗜酸性细胞
18. 关于内分泌腺的描述错误的是（　　）
A. 所有的内分泌细胞部存在于内分泌腺中
B. 腺细胞排列成索状、团状或围成滤泡
C. 腺细胞之间有丰富的毛细血管网
D. 腺细胞的分泌物称为激素
19. 抗利尿激素从何处释放入血（　　）
A. 视上核
B. 室旁核
C. 垂体神经部
D. 垂体远侧部
20. 催产素从何处释放入血（　　）
A. 子宫
B. 卵巢
C. 神经垂体
D. 腺垂体
21. 视上核及室旁核产生的激素经哪种结构到达神经垂体(　　)
A. 神经元的轴突
B. 垂体门脉系统
C. 毛细淋巴管
D. 毛细血管后微静脉
22. 下丘脑的释放激素及释放抑制激素经哪种结构进入腺垂体（　　）
A. 毛细血管后微静脉
B. 垂体门微静脉
C. 下丘脑
D. 无髓神经纤维
23. 关于脑垂体神经部的结构成分，哪项错误（　　）
A. 内分泌神经元
B. 垂体细胞
C. 无髓神经纤维
D. 丰富的毛细血管网
24. 肾上腺盐皮质激素作用于肾脏的（　　）
A. 近端小管曲部
B. 近端小管直部
C. 细段
D. 远端小管曲部
25. 神经垂体的功能是（　　）

A. 合成激素　B. 调节脑垂体的活动
C. 贮存和释放下丘脑激素的场所　D. 受下丘脑分泌物的调节

26. 垂体门脉系统的第二级毛细血管网位于（　　）
A. 中间部　B. 远侧部
C. 神经部　D. 正中隆起

27. 脑垂体的黑素细胞刺激素细胞存在于（　　）
A. 神经部　B. 中间部
C. 结节部　D. 漏斗部

28. 催产素的靶器官是（　）
A. 乳腺、子宫　B. 乳腺、卵巢
C. 输卵管、乳腺　D. 卵巢、子宫

29. 甲状腺球蛋白的碘化在下列什么部位进行（　）
A. 滤泡上皮细胞　B. 滤泡上皮细胞膜
C. 滤泡腔　D. 滤泡上皮细胞间

30. 属于 APUD 系统的细胞有（　）
A. 肾上腺髓质嗜铬细胞　B. 松果体细胞
C. 甲状腺滤泡上皮细胞　D. 胃底腺内分泌细胞

四、多项选择题

1. 下丘脑神经内分泌细胞分泌的激素有（　　）
A. 垂体加压素　B. 催产素
C. 催乳激素　D. 释放抑制激素
E. 释放激素

2. 赫令体内含有（　　）
A. 催产素　B. 催乳激素
C. 卵泡刺激素　D. 抗利尿激素
E. 促甲状腺激素

3. 关于甲状腺素的形成，正确的是（　　）
A. 滤泡上皮细胞自血中摄取氨基酸
B. 在滤泡上皮细胞内摄入的碘与甲状腺球蛋白结合
C. 在粗面内质网和高尔基复合体合成加工甲状腺球蛋白
D. 分泌颗粒以胞吐方式排入滤泡腔贮存
E. 在滤泡腔内摄入的碘与甲状腺球蛋白结合

4. 关于甲状旁腺的描述哪些正确（　　）
A. 腺细胞分为主细胞和嗜酸性细胞
B. 嗜酸性细胞体积大，胞质嗜酸性，核小，染色深
C. 嗜酸性细胞随年龄增长而减少
D. 分泌的升钙素参与血钙浓度调节
E. 分泌的降钙素参与血钙浓度调节

5. 下列哪种细胞分泌类固醇激素（　　）

A. 垂体嗜酸性细胞　　B. 睾丸间质细胞

C. 卵巢门细胞　　D. 肾上腺皮质细胞

E. 垂体嗜碱性细胞

6. 下列哪项属于内分泌腺（　　）

A. 甲状腺　　B. 甲状旁腺

C. 肾上腺　　D. 胸腺

E. 唾液腺

五、问答题

1. 简述肾上腺的组织学结构及功能。

2. 简述脑垂体的组织学结构及功能。

参考答案

一、名词解释

1. 激素：内分泌细胞的分泌物称激素。

2. 赫令体：视上核和室旁核神经元胞体的分泌物颗粒经轴突运送至下丘脑神经部，在沿途和终末，分泌颗粒常聚集成大小不等的弱嗜酸性团块，使轴突呈串珠状膨大，称赫令体。

二、填空题

1. 被膜　甲状腺滤泡　滤泡旁细胞

2. 滤泡上皮细胞　滤泡胶质

3. 甲状腺滤泡上皮　滤泡旁

4. 球状　盐皮质激素　束状　糖皮质激素　网状　雄激素

5. 嗜铬　肾上腺素　去甲肾上腺素

6. 生长激素　催乳激素

7. 腺垂体嗜碱性　束状带　糖皮质激素

8. 加压素　抗利尿激素　远曲　水　催产素

9. 嗜碱性　促甲状腺激素

10. 含氮　类固醇　粗面内质网　高尔基体　分泌物颗粒　滑面内质网　管状嵴线粒体　脂滴

11. 团状　索状　滤泡状　毛细血管　激素　血液　腺泡　导管　导管

12. 腺垂体　神经垂体　生长激素　催乳激素　促甲状腺激素　促性腺激素　促肾上腺皮质激素

13. 嗜酸性细胞　嫌色细胞　嗜碱性细胞

三、单项选择题

1. C 解释：嗜酸性细胞分泌的生长激素过量可导致成人肢端肥大症。

2. B 解释：腺垂体分为远侧部、结节部、中间部。

3. D 解释：垂体细胞是神经胶质细胞，对无髓神经纤维起支持、营养、绝缘、保护等作用。

4. A 解释：甲状旁腺主要由主细胞和嗜酸性细胞构成，其中主细胞可分泌甲状旁腺素，又名升钙素。

5. A 解释：肾上腺球状带细胞可分泌盐皮质激素，束状带细胞分泌糖皮质激素，网状带细胞分泌雄激素和少量雌激素。

6. B 解释：糖皮质激素主要在肾上腺束状带分泌。

7. D 解释：肾上腺髓质细胞胞质内含嗜铬颗粒，又名嗜铬细胞。

8. A 解释：垂体远侧部嗜酸性细胞可分泌生长激素和催乳激素。

9. C 解释：垂体远侧部嗜碱性细胞可分泌促甲状腺激素、促肾上腺皮质激素、促性腺激素。

10. D 解释：下丘脑弓状核分泌的释放激素和释放抑制激素可调节腺垂体的分泌。

11. D 解释：下丘脑视上核和室旁核的神经内分泌细胞分泌抗利尿激素和催产素，经无髓神经纤维运送至神经垂体贮存并释放。

12. C 解释：女性体内产生雄激素的细胞是肾上腺网状带细胞。

13. D 解释：松弛素由妊娠黄体分泌，催乳素和生长素由腺垂体嗜酸性细胞分泌，甲状腺素由甲状腺滤泡合成分泌。

14. C 解释：赫令体存在于神经部。

15. A 解释：分泌生长激素的是垂体远侧部嗜酸性细胞。

16. B 解释：促性腺激素细胞可分泌卵泡刺激素和黄体生成素两种促性腺激素。

17. B 解释：甲状腺滤泡上皮细胞合成分泌甲状腺素。滤泡旁细胞分泌降钙素。甲状旁腺主细胞可分泌甲状旁腺素，又名升钙素。甲状旁腺嗜酸性细胞功能不详。

18. A 解释：有的内分泌细胞分布于散在的内分泌组织内。

19. C 解释：抗利尿激素从垂体神经部释放入血。

20. C 解释：催产素从神经垂体处释放入血。

21. A 解释：经神经元的轴突。视上核和室旁核神经元的轴突集合构成无髓神经纤维。

22. B 解释：下丘脑弓状核分泌的释放激素和释放抑制激素经垂体门脉系统释放入血液。

23. A 解释：内分泌神经元位于下丘脑。

24. D 解释：盐皮质激素能促进肾远曲小管和集合管重吸收 Na^+，排出 K^+。

25. C 解释：神经垂体的功能是贮存和释放下丘脑激素的场所。

26. B 解释：第一级毛细血管位于漏斗，第二级毛细血管位于远侧部。

27. B 解释：中间部嗜碱性细胞分泌黑素细胞刺激素。

28. A 解释：催产素能引起子宫平滑肌收缩，促进乳腺分泌。

29. C 解释：甲状腺球蛋白在滤泡上皮细胞合成，在滤泡腔碘化。

30. D 解释：除内分泌腺外，机体其他器官存在的散在内分泌细胞，统称为 APUD 细胞。

四、多项选择题

1. ABDE 解释：催乳激素是垂体远侧部嗜酸性细胞分泌的。ABDE 均由下丘脑的神经内分泌细胞分泌，其中视上核和室旁核的神经内分泌细胞分泌垂体加压素（抗利尿激素）、催产素。

2. AD 解释：视上核和室旁核神经元合成的抗利尿激素和催产素，经轴突运送至神经部，在沿途和终末，分泌颗粒常聚集成弱嗜酸性团块，称赫令体。

3. ACDE 解释：滤泡上皮细胞自血中摄取氨基酸，在粗面内质网和高尔基复合体合成加工成甲状腺球蛋白，并以胞吐方式排入滤泡腔贮存，并在滤泡腔内与摄入的碘合成碘化甲状腺球蛋白。

4. ABD 解释：甲状旁腺的腺细胞分为主细胞和嗜酸性细胞。嗜酸性细胞体积大，胞质嗜酸性，核小，染色深。主细胞分泌的升钙素（甲状旁腺素）参与血钙浓度调节。降钙素是由甲状腺滤泡旁细胞分泌的，参与血钙浓度调节

5. BCD 解释：嗜酸性细胞和嗜碱性细胞分泌含氮激素。

6. ABC 解释：胸腺是免疫器官，唾液腺是外分泌腺。

五、问答题

1. 简述肾上腺的组织学结构及功能。

肾上腺的被膜为疏松结缔组织，其内的实质分为皮质和髓质。

皮质：由外向内分为三个带。①球状带：细胞较小，锥体形或多边形，分泌盐皮质激素，调节水盐代谢。②束状带：细胞较大，多边形，脂滴多，分泌糖皮质激素，调节糖、蛋白质代谢，抗炎，抑制免疫应答。③网状带：细胞较小，脂褐素多，排成条索，吻合成网。分泌雄激素，少量雌激素和糖皮质激素。

髓质：主要由髓质细胞组成，其中央有中央静脉。髓质细胞（嗜铬细胞）呈多边形，嗜碱性；电镜下可分为：①肾上腺素细胞——合成分泌肾上腺素，可使心率加快，心血管扩张。②去甲肾上腺素细胞——合成分泌去甲肾上腺素，可使血压增高，血流加快。

2. 简述脑垂体的组织学结构及功能。

垂体包括腺垂体和神经垂体两部分。

（1）腺垂体：由远侧部、中间部和结节部构成。

远侧部
- 嗜酸性细胞
  - 生长激素细胞——分泌生长激素
  - 催乳激素细胞——分泌催乳激素
- 嗜碱性细胞
  - 促甲状腺激素细胞——分泌促甲状腺激素
  - 促肾上腺皮质激素细胞——分泌促肾上腺皮质激素
  - 促性腺激素细胞——分泌促性腺激素
- 嫌色细胞　数量多，体积小，功能不详

中间部：主要是嗜碱性细胞——分泌黑素细胞刺激素。

结节部：以嫌色细胞为主。

（2）神经垂体：主要由无髓神经纤维和垂体细胞组成，含有丰富的窦状毛细血管。可贮存和释放下丘脑视上核、室旁核神经内分泌细胞合成的抗利尿激素和催产素。

（湖北中医药大学　许瑞娜）

第十五章 男性生殖系统

一、名词解释

1. 精子发生
2. 生精细胞
3. 睾丸间质细胞
4. 血睾屏障

二、填空题

1. 睾丸被膜包括________和________，后者内含有________、________和________三种成分。

2. 生精小管管壁由________上皮构成，此种上皮由________细胞和________细胞构成。

3. 生精细胞包括________、________、________、________和________。

4. 附睾位于睾丸的________，主要由________和________组成。

5. 自青春期开始，精原细胞不断分裂增殖，可分为________和________两型细胞，前者是生精细胞的________，后者分化为________。

6. 精子尾部能够摆动的结构是________，其实质是由________排列的________构成，它是由颈部________形成的。

7. 血睾屏障是由________、________、________及________组成，其功能是________和________。

8. 精子的顶体内含有多种水解酶，如________、________和________等。

9. 精子是在________形成，形成后的排出途径依次是________、________、________、________、________和________。

10. 附属腺包括________、________和________，参与精液的形成。

三、单项选择题

1. 经两次成熟分裂生成4个精子的细胞是(　　)
   A. 精母细胞　　B. 初级精母细胞
   C. 次级精母细胞　　D. 精子细胞

2. 青春期后，生精小管由支持细胞和下列哪种细胞组成(　　)
A. 生精细胞　　B. 精原细胞
C. 初级精母细胞　　D. 次级精母细胞
3. 生精上皮中进行第二次成熟分裂的是(　　)
A. 精原细胞　　B. 初级精母细胞
C. 次级精母细胞　　D. 精子细胞
4. 关于附睾管的叙述，下列哪项是错误的(　　)
A. 近端与输出小管相连　　B. 为复层纤毛柱状上皮
C. 上皮细胞有分泌功能　　D. 能储存精子
5. 进行第一次成熟分裂的生精细胞是(　　)
A. 精原细胞　　B. 初级精母细胞
C. 次级精母细胞　　D. 精子细胞
6. 人精子尾部最短和最长的节段是(　　)
A. 颈段和中段　　B. 颈段和主段
C. 颈段和末段　　D. 主段和中段
7. 生精细胞中体积最大的细胞是(　　)
A. 支持细胞　　B. A 型精原细胞
C. B 型精原细胞　　D. 初级精母细胞
8. 分泌雄激素的是(　　)
A. 精原细胞　　B. 睾丸间质细胞
C. 支持细胞　　D. 精子细胞
9. 睾丸网的上皮是(　　)
A. 单层扁平上皮　　B. 单层立方上皮
C. 单层柱状上皮　　D. 假复层柱状上皮
10. 分泌雄激素结合蛋白的是(　　)
A. 精子细胞　　B. 初级精母细胞
C. 支持细胞　　D. 睾丸间质细胞
11. 前列腺泡的上皮细胞是(　　)
A. 单层扁平上皮
B. 单层柱状上皮
C. 假复层柱状上皮
D. 单层立方上皮、单层柱状上皮和假复层柱状上皮
12. 连通生精小管和睾丸网的是(　　)
A. 输出小管　　B. 附睾管
C. 直精小管　　D. 输精管
13. 成群分布于生精小管之间的细胞是(　　)
A. 精原细胞　　B. 支持细胞
C. 睾丸间质细胞　　D. 精子细胞
14. 下列细胞中哪个染色体核型是错误的(　　)

A. 受精卵，46，XY 或 46，XX
B. 成熟卵细胞，23，X
C. 精原细胞，23，Y 或 23，X
D. 第一极体，23，X

15. 关于附睾输出小管，下列哪项是错误的(　　)
A. 与睾丸网相连
B. 构成附睾头大部分
C. 上皮为假复层柱状上皮
D. 上皮中的低柱状细胞多

16. 不属于生精小管的细胞是(　　)
A. 支持细胞
B. 间质细胞
C. 精原细胞
D. 初级精母细胞

17. 关于睾丸支持细胞，下列哪项是错误的(　　)
A. 单层柱状，且轮廓清晰可辨
B. 核不规则，着色浅
C. 基部紧贴基膜，顶部伸达管腔
D. 胞质内细胞器发达

18. 生精小管上皮中不易见到的细胞是(　　)
A. 精子
B. 精子细胞
C. 次级精母细胞
D. 初级精母细胞

19. 关于精子细胞的变态，下列哪项是错误的(　　)
A. 核浓缩，迁移细胞一侧
B. 高尔基复合体形成顶体泡
C. 中心体并入顶体泡
D. 线粒体向轴丝汇聚

20. 关于睾丸的结构哪项错误(　　)
A. 白膜在睾丸后缘增厚形成纵隔
B. 纵隔呈辐射状，深入睾丸内部，分隔形成锥形小叶
C. 每个小叶内有 1 ~4 条生精小管
D. 生精小管进入睾丸纵隔形成睾丸网

21. 关于生精细胞的分裂，下列哪项是错误的(　　)
A. 精原细胞以有丝分裂的方式增殖
B. 精子细胞不再进行分裂
C. 1 个次级精母细胞产生 2 个精子
D. 1 个 A 型精原细胞可分裂形成 2 个 B 型精原细胞

22. 睾丸的主要功能是(　　)
A. 产生精子
B. 产生精子和分泌雄性激素
C. 分泌雄激素结合蛋白
D. 分泌雌激素

23. 关于生精小管支持细胞的功能哪项错误(　　)
A. 构成血睾屏障
B. 能吞噬精子形成时丢失的胞质
C. 为生精细胞提供营养
D. 能合成和分泌雄激素，促进精子发生

四、多项选择题

1. 生精小管中位于近腔室的是(　　)
   A. 精原细胞　　B. 初级精母细胞
   C. 次级精母细胞　　D. 精子细胞
   E. 精子
2. 生精小管中具有单倍体 DNA 的是(　　)
   A. 精原细胞　　B. 次级精母细胞
   C. 精子细胞　　D. 精子
   E. 支持细胞
3. 睾丸间质细胞(　　)
   A. 含丰富的粗面内质网　　B. 线粒体多，有管状嵴
   C. 无分泌颗粒　　D. 胞质嗜酸性
   E. 分泌雄激素
4. 支持细胞的电镜结构特点是(　　)
   A. 呈不规则锥形　　B. 侧面和腔面有很多凹陷
   C. 胞质内含细胞器很少　　D. 相邻细胞近基部侧面形成紧密连接
   E. 分泌雄激素
5. 附睾内的结构包括(　　)
   A. 输出小管　　B. 睾丸网
   C. 直精小管　　D. 附睾管
   E. 生精小管
6. 前列腺的结构特点有(　　)
   A. 由数十个复管泡腺组成　　B. 腺泡上皮多样化
   C. 腺腔规则　　D. 腺腔内有凝固体或结石
   E. 分泌乳白色液体
7. 生精上皮中具有分裂能力，DNA 含量为二倍体的细胞是(　　)
   A. 精子细胞　　B. 精原细胞
   C. 支持细胞　　D. 初级精母细胞
   E. 次级精母细胞
8. 关于初级精母细胞，下列哪些是正确的(　　)
   A. 由 B 型精原细胞分化而成　　B. 在生精细胞中体积最大
   C. DNA 复制后为 4n　　D. 染色体核型为 46，XY
   E. 进行第一次成熟分裂
9. 关于顶体的叙述，下列哪些是正确的(　　)
   A. 位于精子头部　　B. 呈帽状覆盖核的前 2/3
   C. 顶体由溶酶体演变而来　　D. 内含多种水解酶
   E. 为受精提供能量
10. 生精上皮中支持细胞的结构特征是(　　)

A. 锥体形　B. 细胞器少
C. 光镜下细胞轮廓清晰　D. 生精细胞嵌于侧面和腔面
E. 相邻的细胞基部侧面有紧密连接

11. 支持细胞的功能主要是(　　)
A. 支持营养生精细胞　B. 吞噬精子形成时脱落的残余胞质
C. 合成分泌少量液体　D. 微丝和微管与生精细胞位移有关
E. 分泌雄激素结合蛋白

12. 关于睾丸间质细胞，下列哪些是正确的(　　)
A. 胞质嗜酸性较强　B. 滑面内质网丰富
C. 含分泌颗粒　D. 线粒体嵴呈管状
E. 成群分布

五、问答题

1. 简述精子的形态结构。
2. 试述睾丸支持细胞的形态结构及功能。
3. 简述精子细胞形变为精子的主要变化。

参考答案

一、名词解释

1. 精子发生：是指从精原细胞到形成精子的过程。精子发生包括三个阶段：精原细胞分裂增殖，形成精母细胞；精母细胞减数分裂，形成单倍体的精子细胞；精子细胞变态形成精子。

2. 生精细胞：与支持细胞共同组成生精小管的生精上皮。它们镶嵌于支持细胞的侧面，其基部紧贴基膜，顶部伸达管腔面从基底部至腔面依次为：精原细胞、初级精母细胞、次级精母细胞、精子细胞和精子。

3. 睾丸间质细胞：分布于生精小管之间的疏松结缔组织中，常成群。形态：圆形或多边形，核圆居中，胞质嗜酸性，具有类固醇激素分泌细胞的超微结构特征。功能：分泌雄激素。

4. 血睾屏障：由血管内皮及基膜、结缔组织、生精上皮及基膜和支持细胞紧密连接组成。其功能可阻止某些物质进出生精上皮，形成并维持有利于精子发生的微环境，防止精子抗原逸出引发自身免疫反应。

二、填空题

1. 鞘膜脏层　白膜　胶原纤维　成纤维细胞　平滑肌细胞
2. 生精　生精　支持
3. 精原细胞　初级精母细胞　次级精母细胞　精子细胞　精子
4. 后上方　输出小管　附睾管

5. A　B　干细胞　初级精母细胞

6. 轴丝　9+2　微管　中心粒

7. 毛细血管内皮及基膜　界膜　生精上皮基膜　支持细胞间紧密连接　防止物质自由进出生精上皮　防止精子抗原物质逸出

8. 顶体蛋白酶　透明质酸酶　酸性磷酸酶

9. 生精小管　直精小管　睾丸网　附睾输出小管　附睾管　输精管　射精管

10. 精囊腺　前列腺　尿道球腺

三、单项选择题

1. B　解释：初级精母细胞进入成熟分裂。

2. A　解释：A 选项包括 B、C、D 选项。

3. C　解释：成熟分裂连续分裂两次，初级精母细胞分裂为次级精母细胞，后者再分裂为精子细胞。

4. B　解释：管腔规则。

5. B　解释：精母细胞进入成熟分裂，初级精母细胞进行第一次成熟分裂。

6. B　解释：颈段短，主段最长。

7. D　解释：初级精母细胞直径约为 18μm，其他生精细胞都小。

8. B　解释：生精小管不分泌雄激素。

9. B　解释：睾丸网是直精小管的移行，为单层立方上皮。

10. C　解释：生精细胞不分泌激素，间质细胞分泌的是雄激素。

11. D　解释：前列腺泡的上皮有三种类型。

12. C　解释：生精小管近睾丸纵隔处变成直精小管。后者进睾丸纵隔为睾丸网。

13. C　解释：间质细胞是生精小管之间的结缔组织细胞。

14. C　解释：精原细胞核型为 46，XY。

15. C　解释：上皮由有纤毛的高柱状细胞群和无纤毛的低柱状细胞群相间排列而成。

16. B　解释：A、C、D 都是生精小管的细胞。

17. A　解释：支持细胞轮廓不清。

18. C　解释：次级精母细胞存在的时间短。

19. C　解释：中心体迁向细胞核的尾侧。

20. D　解释：生精小管汇成直精小管。

21. D　解释：A 型精原细胞是干细胞，不断分裂，部分子细胞分化为 B 型细胞。

22. B　解释：睾丸不分泌雌性激素。精液包括附属腺和生殖道的分泌物。

23. D　解释：支持细胞不能合成与分泌雄激素。

四、多项选择题

1. BCDE　解释：精原细胞位于基底室。

2. CD　解释：第二次成熟分裂后，是单倍体 DNA。

3. BCDE　解释：粗面内质网主要参与蛋白质合成。

4. ABD 解释：雄激素由间质细胞分泌。

5. AD 解释：B、C、E 三项都属睾丸的结构。

6. ABDE 解释：前列腺腺腔不规则。

7. BCE 解释：精子细胞是单倍体。初级精母细胞经过 DNA 复制后是四倍体。

8. ABCDE 解释：B 型精原细胞分裂数次后分化为初级精母细胞，体积大，染色体核型为 46，XY。

9. ABD 解释：顶体由高尔基复合体演变而来。顶体不能提供能量。

10. ADE 解释：支持细胞的细胞器较多。支持细胞光镜下轮廓不清晰。

11. ABCDE 解释：支持细胞具支持、营养和位移生精细胞的功能，还有分泌、吞噬的功能。

12. ABDE 解释：间质细胞不含分泌颗粒。

五、问答题

1. 简述精子的形态结构。

精子形似蝌蚪，分为头、尾两部。

（1）头部：略扁的椭圆形，有一个高度浓缩的核，核前有顶体覆盖。

（2）尾部：精子的运动装置，分为颈、中、主、末四段。构成尾部全长的轴心是轴丝，由 9 +2 排列的微管组成。中段有线粒体鞘，主段最长，外周有纤维鞘。末段短，仅有轴丝。

2. 试述睾丸支持细胞的形态结构及功能。

（1）形态结构：不规则的长锥形，从生精小管基底伸达腔面，侧面镶嵌着各级生精细胞，核呈三角形或不规则形，色浅。电镜下可见大量粗面内质网和滑面内质网，高尔基复合体发达，线粒体和溶酶体等丰富。相邻细胞侧面近基部有紧密连接，将生精上皮分成基底室和近腔室两部分。

（2）功能：支持和营养作用；合成和分泌雄激素结合蛋白；分泌抑制素，调节内分泌；分泌少量液体参与形成精液；吞噬和清除精子形成过程中脱落的多余胞质；参与构成血睾屏障，保护生精细胞的发育环境。

3. 简述精子细胞形变为精子的主要变化。

（1）核高度浓缩，形成精子的头部主要结构。

（2）高尔基复合体形成顶体，位于核一侧。

（3）中心体迁移到顶体对侧，发生轴丝，构成尾部。

（4）线粒体聚集，缠绕轴丝近段周围，形成线粒体鞘。

（5）多余的胞质脱落。

（湖南中医药大学 赵爱明）

第十六章　女性生殖系统

一、名词解释

1. 排卵
2. 生长卵泡
3. 卵泡膜
4. 间质腺
5. 黄体
6. 月经周期
7. 闭锁卵泡
8. 螺旋动脉
9. 粒层
10. 初乳小体

二、填空题

1. 卵巢表面覆盖着________或________的表面上皮，实质分为________和________两部分。

2. 从青春期开始，原始卵泡生长发育变成________，根据其是否出现卵泡腔，又可分为________和________两个阶段。卵泡细胞间出现一些腔隙的卵泡是________，腔内充满________，随着卵泡腔的扩大，________、________、________及部分卵泡细胞突入腔内形成________，此时其周围的基质细胞和结缔组织向卵泡聚集形成________，分化成为两层，其内层的________可以分泌________，该激素透过基膜在________内转化为________。卵泡腔周围的数层卵泡细胞形成卵泡壁，称为________。

3. 透明带位于________和________之间，为一层含________的嗜酸性膜，由________和________共同分泌而成。

4. 初级卵母细胞由胚胎时期的________分裂分化而来，并长期停留在第________次成熟分裂________期，直至排卵前36～48小时，才完成分裂而形成一个________和一个________。次级卵母细胞形成后迅速进入________减数分裂，并停滞在分裂________期。若排卵后受精，则形成一个________和一个________。

5. 黄体主要由________细胞和________细胞组成。这两种细胞分别由________和

________在黄体生成素的作用下分化而来。其中________体积较小，数量较少，染色较深，位于黄体的周边部，________体积大，数量多，染色浅，位于黄体的中央。黄体可分为________黄体和________黄体，它们在卵巢内的维持时间分别为________和________，两种黄体最后均退化为________。

6. 子宫内膜由________上皮和固有层组成，上皮含________细胞和________细胞。上皮向固有层内凹陷形成单管状的________。子宫内膜分为浅层的________和深层的________，前者较厚，自青春期开始便产生周期性剥脱和出血，称为________。子宫内膜的周期性变化可分为________、________和________三个时期。子宫浆膜又称为________，子宫底部和体部均由浆膜覆盖。子宫肌层平滑肌排列方向不一，由内向外分三层，分别称为________、________和________。

7. 子宫壁由内向外分为________、________和________三部分。

8. 输卵管管壁由内向外分为________、________和________三层。

9. 阴道壁由________、________和________构成。________形成横行皱襞，由________和________构成。

10. 乳腺于青春期受卵巢激素的影响开始发育。无分泌功能的乳腺称为________，妊娠期和哺乳期乳腺有泌乳活动称为________。

三、单项选择题

1. 卵巢的间质腺分泌（　　）
   A. 雄激素　　B. 雌激素
   C. 孕激素　　D. 松弛素
2. 关于卵泡的发育，下述哪项是错误的（　　）
   A. 自青春期开始，所有卵泡同时发育
   B. 通常每 28 天只有一个卵泡成熟并排卵
   C. 大部分卵泡退化为闭锁卵泡
   D. 卵泡发育的各个时期均可能退化
3. 原始卵泡中的卵泡细胞的形态是（　　）
   A. 单层扁平　　B. 单层立方
   C. 复层扁平　　D. 单层柱状
4. 在卵泡的成长发育过程中，透明带最早出现是在以下哪个时期（　　）
   A. 原始卵泡　　B. 初级卵泡
   C. 次级卵泡　　D. 成熟卵泡
5. 不属于初级卵泡结构特点的是（　　）
   A. 放射冠和透明带　　B. 卵泡腔
   C. 卵泡膜　　D. 皮质颗粒
6. 不属于次级卵泡结构的是（　　）
   A. 卵丘和卵泡腔　　B. 颗粒层
   C. 卵泡膜膜细胞　　D. 次级卵母细胞
7. 数量最多的卵泡是（　　）

A. 原始卵泡　B. 初级卵泡
C. 次级卵泡　D. 成熟卵泡

8. 卵母细胞的第一次分裂（　）
A. 发生于胚胎时期，完成于排卵前　B. 发生和完成均在胚胎时期
C. 发生于排卵时，完成于受精时　D. 发生于排卵前，完成于排卵时

9. 卵泡液（　）
A. 由卵泡细胞分泌形成
B. 由卵泡膜细胞分泌形成
C. 由卵泡膜血管内血液浸出而形成
D. 由卵泡细胞分泌和卵泡膜血管内血液渗出而形成

10. 关于透明带下述哪项是错误的（　）
A. 是卵母细胞和卵泡细胞共同分泌产物
B. 卵母细胞微绒毛和卵泡细胞突起都伸入透明带内
C. 排卵时随卵母细胞一起排出
D. 卵泡闭锁时，透明带不受影响

11. 放射冠是（　）
A. 部分卵原细胞　B. 部分卵泡细胞
C. 部分卵母细胞　D. 部分卵泡膜膜细胞

12. 皮质颗粒属于（　）
A. 高尔基复合体　B. 溶酶体
C. 线粒体　D. 核糖体

13. 妊娠黄体分泌的激素是（　）
A. 雌激素和雄激素　B. 雌激素和孕激素
C. 雌激素和松弛素　D. 雌激素、孕激素和松弛素

14. 排卵时排出的结构是（　）
A. 次级卵母细胞、透明带、放射冠　B. 成熟卵细胞、透明带、放射冠
C. 初级卵母细胞、透明带、放射冠　D. 成熟卵细胞、放射冠、粒层细胞

15. 子宫的内膜上皮属于（　）
A. 单层扁平上皮　B. 单层柱状上皮
C. 单层立方上皮　D. 复层扁平上皮

16. 月经周期是指（　）
A. 月经的最后一天起至下次月经的最后一天止
B. 月经的第一天起至下次月经的第一天止
C. 月经的前一天起至下次月经的前一天止
D. 月经的第一天起至下次月经的前一天止

17. 月经期子宫内膜剥脱和排出的是（　）
A. 子宫底和子宫体内膜功能层　B. 子宫颈和子宫体内膜功能层
C. 子宫底和子宫体内膜基底层　D. 子宫颈和子宫底内膜功能层

18. 有关阴道描述错误的是（　）

A. 上皮较厚，属角化的复层扁平上皮
B. 上皮细胞内聚集大量糖原
C. 浅层上皮细胞可脱落
D. 上皮的脱落和新生与卵巢活动周期有关

19. 在妊娠后期，乳汁内的初乳小体是（ ）
A. 乳蛋白凝块
B. 吞噬脂滴的巨噬细胞
C. 分泌抗体的浆细胞
D. 脱落的导管上皮细胞

20. 输卵管的上皮为（ ）
A. 单层立方上皮
B. 单层柱状上皮
C. 单层扁平上皮
D. 假复层纤毛柱状上皮

四、多项选择题

1. 生长卵泡是指（ ）
A. 原始卵泡
B. 初级卵泡
C. 次级卵泡
D. 成熟卵泡
E. 闭锁卵泡

2. 初级卵泡的结构有（ ）
A. 初级卵母细胞
B. 放射冠
C. 透明带
D. 卵泡膜
E. 皮质颗粒

3. 卵泡膜（ ）
A. 由卵泡细胞分化而来
B. 内层含膜细胞多
C. 外层结缔组织内含平滑肌纤维
D. 膜细胞具有类固醇激素分泌细胞的特点
E. 卵泡排卵后立即退化

4. 子宫内膜出现月经期变化的原因是（ ）
A. 卵巢内黄体退化
B. 卵巢内卵泡发育
C. 血液中孕酮和雌激素浓度升高
D. 血液中孕酮和雌激素浓度降低
E. 卵巢排卵

5. 增生期子宫内膜的特点是（ ）
A. 卵巢内有卵泡正在生长
B. 基质细胞分裂增殖
C. 子宫腺腺腔扩大，腺腔内充满了大量糖原
D. 固有层基质呈现高度水肿
E. 螺旋动脉增长弯曲

6. 黄体细胞的特点是（ ）
A. 含丰富的粗面内质网
B. 线粒体多，嵴为管状
C. 含脂滴
D. 膜黄体细胞数量多，体积大

E. 含丰富的滑面内质网

7. 关于阴道的描述正确的是（　　）

A. 肌层由骨骼肌纤维组成

B. 黏膜上皮为单层柱状上皮

C. 受雌激素作用上皮细胞出现糖原

D. 上皮受卵巢激素的影响出现周期性变化

E. 黏膜形成许多横行皱襞

8. 关于乳腺，以下叙述正确的是（　　）

A. 静止期乳腺无腺泡和导管

B. 妊娠期的雌激素和孕激素刺激乳腺增生

C. 胎儿娩出后乳腺腺泡开始分泌

D. 哺乳期乳腺腺泡发达，结缔组织减少

E. 催乳激素可刺激乳腺腺泡的分泌活动

9. 下列哪些细胞产生雌激素（　　）

A. 黄体细胞　　B. 间质腺细胞

C. 肾上腺皮质网状带细胞　　D. 睾丸间质细胞

E. 卵巢门细胞

10. 下列何种结构位于卵巢内（　　）

A. 黄体　　B. 白体

C. 赫令体　　D. 间质腺

E. 初乳小体

五、问答题

1. 简述卵巢的组织结构。
2. 试述黄体的形成、结构、功能和演变。
3. 试述子宫内膜的结构和周期性变化。
4. 试述排卵过程及排卵后卵细胞的命运。

参考答案

一、名词解释

1. 排卵：是指成熟卵泡破裂后，次级卵母细胞及其外面的透明带和放射冠与卵泡液一起从卵巢排出的过程。大多发生在月经周期的第 14 天左右。

2. 生长卵泡：自青春期开始，在脑垂体促性腺激素的刺激下，卵巢中的原始卵泡生长发育成为生长卵泡。生长卵泡可分为初级卵泡和次级卵泡两个阶段。主要变化是卵母细胞增大，卵泡细胞增多，透明带、卵泡腔、卵丘、卵泡膜的形成。

3. 卵泡膜：在生长卵泡发育过程中，卵泡周围结缔组织内的基质细胞增生，并在卵泡周围聚集形成结缔组织膜样结构称卵泡膜。

4. 间质腺：次级卵泡和成熟卵泡退化时，卵泡壁塌陷，血管和结缔组织伸入其内，膜细胞增大，形成上皮样细胞，胞质中充满脂滴，并呈团索状分布，称为间质腺，可分泌雌激素。

5. 黄体：排卵后，残留的卵泡壁塌陷，卵泡膜的结缔组织和毛细血管伸入颗粒层，在 LH 的作用下，颗粒细胞和卵泡膜内层的膜细胞体积增大，逐渐演变成富含血管的内分泌细胞团，新鲜时呈黄色，故称为黄体。

6. 月经周期：自青春期开始，在卵巢分泌的雌激素和孕激素的周期性作用下，子宫内膜功能层发生周期性变化，即每 28 天左右发生一次内膜剥脱、出血、修复和增生，称为月经周期，每个月经周期是从月经的第一天起至下次月经来潮的前一天止，包括月经期、增生期和分泌期。

7. 闭锁卵泡：从胎儿时期至胎儿出生后，乃至整个生殖期，绝大多数卵泡不能发育成熟，它们在发育的各个阶段停止生长并退化，退化的卵泡称为闭锁卵泡。闭锁卵泡是一种细胞凋亡过程。

8. 螺旋动脉：子宫动脉的分支进入肌层的中间层后呈弓形走向，向子宫内膜发出许多小动脉。在进入内膜前，每条小动脉分为两支，其中的主支进入内膜后逐渐呈螺旋状走行，称为螺旋动脉，对卵巢激素极为敏感。

9. 粒层：卵泡发育至次级卵泡，随着卵泡液的增多，卵泡腔扩大，卵泡腔周围的数层卵泡细胞形成卵泡壁，称为粒层，卵泡细胞改称颗粒细胞。

10. 初乳小体：活动期乳腺在催乳激素的作用下，腺泡开始分泌，腔内出现脂滴、乳蛋白、乳糖和浆细胞与腺上皮细胞联合产生的 sIgA，称为初乳。初乳中常含有吞噬脂肪的巨噬细胞，称为初乳小体。

二、填空题

1. 单层扁平　立方　皮质　髓质

2. 生长卵泡　初级卵泡　次级卵泡　次级卵泡　卵泡液　初级卵母细胞　透明带　放射冠　卵丘　卵泡膜　膜细胞　雄激素　颗粒细胞　雌激素　粒层

3. 初级卵母细胞　卵泡细胞　糖蛋白　初级卵母细胞　卵泡细胞

4. 卵原细胞　一　前　次级卵母细胞　第一极体　第二次　中　成熟卵细胞　第二极体

5. 颗粒黄体　膜黄体　颗粒细胞　膜细胞　膜黄体细胞　颗粒黄体细胞　月经　妊娠　14 天　4 ~6 个月　白体

6. 单层柱状　分泌　纤毛　子宫腺　功能层　基底层　月经周期　月经期　增生期　分泌期　子宫外膜　黏膜下肌层　中间层或血管肌层　浆膜下肌层

7. 子宫内膜　子宫肌层　子宫外膜

8. 黏膜　肌层　浆膜

9. 黏膜　肌层　外膜　黏膜　上皮　固有层

10. 静止期乳腺　活动期乳腺

三、单项选择题

1. B　解释：卵巢间质腺分泌雌激素。

2. A　解释：每个月经周期大概有5～20个原始卵泡生长发育，而不是所有卵泡生长发育。

3. A　解释：原始卵泡外面的卵泡细胞形态为单层扁平。

4. B　解释：卵泡发育中，最早出现透明带的阶段是在初级卵泡阶段。

5. B　解释：是否出现卵泡腔是辨别初级卵泡和次级卵泡的主要依据，初级卵泡没有出现卵泡腔。

6. D　解释：在次级卵泡阶段，卵母细胞并没有完成第一次成熟分裂，其卵母细胞仍为初级卵母细胞，只有在成熟卵泡阶段，卵母细胞才能完成第一次减数分裂成为次级卵母细胞。

7. A　解释：青春期时卵巢中大概有4万个原始卵泡，每个月经周期只有5～20个卵泡发育至初级卵泡、次级卵泡，最后一个卵泡发育至成熟卵泡，所以在卵巢可见的数量最多的卵泡是原始卵泡。

8. A　解释：初级卵母细胞在胚胎时期开始第一次成熟分裂，但并没有完成，直到排卵之前才完成第一次的成熟分裂。

9. D　解释：卵泡液是由卵泡细胞分泌和血管渗出液组成的。

10. D　解释：卵泡闭锁时，透明带会皱缩断裂，最后消失。

11. B　解释：放射冠是紧贴透明带的一层柱状卵泡细胞，呈放射状排列。

12. B　解释：皮质颗粒是初级卵泡的初级卵母细胞胞质中出现的电子密度高的溶酶体。

13. D　解释：妊娠黄体除了可以分泌雌激素和孕激素外，还能分泌松弛素，维持妊娠。

14. A　解释：排卵时，成熟卵泡破裂，次级卵母细胞及其周围的透明带、放射冠、卵丘颗粒细胞与卵泡液一起从卵巢排出来。

15. B　解释：子宫内膜上皮为单层柱状上皮，由分泌细胞和纤毛细胞组成。

16. D　解释：月经周期是从月经的第一天起至下一次月经来潮的前一天止。

17. A　解释：青春期开始，只有子宫底部和体部功能层的子宫内膜才能发生周期性的剥脱、出血、修复和增生的变化。

18. A　解释：阴道上皮属于未角化的复层扁平上皮，正常情况下，角化的复层扁平上皮只分布在皮肤的表皮。

19. B　解释：初乳小体是指活动期乳腺初乳中的含有吞噬脂肪的巨噬细胞。

20. A　解释：输卵管的上皮为单层柱状上皮。

四、多项选择题

1. BC　解释：生长卵泡由原始卵泡发育而来，根据有无卵泡腔，可分为初级卵泡和次级卵泡两个阶段。

2. ABCDE　解释：在初级卵泡未完成第一次成熟分裂，故卵母细胞仍为初级卵母细胞，在这个阶段，初级卵母细胞的胞质内出现溶酶体，称为皮质颗粒，在初级卵母细胞与卵泡细胞之间出现一层嗜酸性的均质膜，为透明带，紧贴透明带的一层柱状细胞为放射冠，也是在初级卵泡阶段出现的。与此同时，卵泡周围的结缔组织增生包绕卵泡，形成卵泡膜。

3. BCD　解释：卵泡膜在初级卵泡开始出现，是由卵泡周围的结缔组织包绕卵泡而形成。到次级卵泡阶段，卵泡膜继续分化为内外两层，内层含有膜细胞和丰富的毛细血管，膜细胞具有类固醇激素分泌细胞的结构特征，外层主要由结缔组织构成，可含有少量平滑肌纤维，卵泡排卵后，部分卵泡膜膜细胞可分化为膜黄体细胞。

4. AD　解释：子宫内膜月经期是由于卵巢内黄体退化导致雌激素和孕激素水平忽然下降导致的子宫内膜坏死脱落。

5. ABE　解释：增生期又称卵泡期，是因为此时卵巢有若干卵泡开始发育，此期在雌激素的作用下，内膜的基质细胞不断增殖，子宫腺开始增生弯曲，腺细胞胞质内出现糖原，但此期糖原主要积聚于核下方，并未分泌到腺腔中，此时螺旋动脉增生弯曲，但内膜固有层组织液不多，无水肿。

6. BCE　解释：黄体细胞均为类固醇激素分泌细胞，具有类固醇激素分泌细胞的超微结构特点，即线粒体多，嵴为管状，含脂滴和丰富的滑面内质网，其中粒黄体细胞较大，数量多，膜黄体细胞较小，数量少。

7. CDE　解释：阴道壁由黏膜、肌层和外膜组成。黏膜形成许多横行皱襞，黏膜上皮为非角化型复层扁平上皮，雌激素促使阴道上皮增厚，细胞合成大量糖原。阴道上皮的脱落和更新受卵巢激素的影响，肌层为平滑肌。

8. BDE　解释：乳腺分为活动期乳腺和静止期乳腺。活动期乳腺为妊娠期和哺乳期的乳腺，妊娠期的乳腺在雌激素和孕激素的作用下，乳腺的导管和腺泡增生，妊娠后期，在垂体分泌的催乳激素的作用下，腺泡开始分泌，哺乳期乳腺结构与妊娠期相似，腺泡更发达，结缔组织更少。静止期乳腺可见少量导管和腺泡，脂肪组织和结缔组织丰富。

9. ABC　解释：睾丸间质细胞和卵巢门细胞分泌的是雄激素。

10. ABD　解释：赫令体是位于垂体的神经垂体中，初乳小体位于乳腺中。

五、问答题

1. 简述卵巢的组织结构。

卵巢属于实质性器官，卵巢表面为单层扁平或立方的表面上皮，上皮下方为薄层的致密结缔组织组成的白膜。卵巢实质分为外周的皮质和中央的髓质。皮质内含不同发育阶段的卵泡、闭锁卵泡、黄体和白体等，其中还有特殊的结缔组织，主要由低分化的梭形的基质细胞、网状纤维和少量平滑肌构成。髓质为疏松结缔组织，内含血管和淋巴管及神经。卵巢门处的结缔组织中有门细胞，结构和功能类似于睾丸间质细胞。

2. 试述黄体的形成、结构、功能和演变。

（1）排卵后，残留在卵巢内的卵泡壁及结缔组织和毛细血管向卵泡腔内塌陷，在LH的作用下逐渐演变成体积较大、富含血管的细胞团，称黄体。

（2）其中的颗粒细胞分化为颗粒黄体细胞，位于黄体中央，数量多，细胞大，染色淡，分泌孕激素。

（3）膜细胞分化为膜黄体细胞，位于黄体周边，数量少，细胞小，染色深，分泌雌激素。

（4）若排出的卵没有受精，黄体仅维持2周左右，然后退化，称月经黄体；若卵受精，在绒毛膜分泌的HCG的刺激下，黄体继续发育，称妊娠黄体，可维持4~6个月。

（5）黄体退化后被致密结缔组织取代，成为白体，最后逐渐退化消失。

3. 试述子宫内膜的结构和周期性变化。

子宫内膜由单层柱状上皮和固有层构成。上皮下陷至固有层形成子宫腺。子宫内膜可分为浅表的功能层和深部的基底层。自青春期开始，在卵巢激素的作用下，功能层发生周期性的剥脱、出血、修复和增生。子宫内膜在卵巢激素作用下，每隔28天左右发生一次剥脱出血即月经。这样的周期性变化称为月经周期，可分为月经期、增生期和分泌期。

（1）月经期：为月经周期的第1~4天，子宫内膜坏死脱落，螺旋动脉扩张破裂出血。

（2）增生期：为周期的第5~14天，子宫内膜增生增殖，螺旋动脉弯曲。

（3）分泌期：为周期的第15~28天，子宫内膜继续增殖增厚，螺旋动脉更加弯曲，子宫腺出现分泌活动，基质细胞增生。

4. 试述排卵过程及排卵后卵细胞的命运。

排卵即成熟卵泡破裂，次级卵母细胞从卵巢排出的过程。排卵一般发生在月经周期的第14天，排卵前，成熟卵泡突出卵巢表面，致使局部卵泡壁、卵泡膜、白膜变薄缺血，形成半透明的卵泡小斑；卵丘与卵泡壁分离，悬浮于卵泡液中。排卵时，小斑处的组织被蛋白水解酶和胶原酶分解而破裂，卵泡膜外层的平滑肌纤维收缩，于是次级卵母细胞、透明带、放射冠和卵泡液排出，进入输卵管。如果在排卵后24小时内次级卵母细胞不受精，即退化消失；若受精，则完成第二次减数分裂，形成一个单倍体的卵细胞和一个第二极体。

（广西中医药大学　何国珍）

第十七章 胚胎学绪论

一、名词解释

1. 个体发生
2. 系统发生
3. 胚胎学
4. 胚前期
5. 胚期
6. 胎期

二、填空题

1. 胚胎学是研究生物个体________和________规律的科学。

2. 人体胚胎学的研究包括正常________和异常________的发生、发育过程及其形成机制。

3. 人胚胎在母体子宫内的发育历时________周左右，可将此阶段分为________、________、________三个时期。

4. ________为各器官原基形成时期，是胚胎发育的________时期。

5. 描述胚胎学是胚胎学的________研究内容，是________的分支学科。

6. 生殖工程学可筛选________胚胎，是胚胎学中又一门________学科。而________婴儿、________动物均为该领域引起轰动的研究成果。

7. 畸形学是________的重要分支之一，是研究________的发生原因、形成机制和预防措施的科学。

8. 胚胎的发生过程是各种发育相关________程序性时－空表达的结果。

三、单项选则题

1. 人体胚胎的发生发育大约需要（　　）

A. 40 周　　B. 42 周

C. 38 周　　D. 36 周

2. 胚前期指（　　）

A. 受精前 2 周　　B. 受精后 2 周

C. 胚胎发育前 2 个月　　D. 胚胎发育后 2 个月

3. 胎期指（　　）

A. 胚胎发育的后 10 周　　B. 胚胎发育的后 20 周

C. 胚胎发育的后 30 周　　D. 胚胎发育的后 36 周

4. 祖国医学对胚胎发育方面的研究记载最早见于(　　)

A.《胎产书》　　B.《论动物的生殖》

C.《千金要方》　　D.《校注妇人良方》

四、多项选则题

1. 人体胚胎学的研究内容包括（　　）

A. 生殖细胞发生　　B. 受精、卵裂、植入

C. 胚层形成与分化　　D. 胚胎发育、胚胎与母体之间的关系

E. 先天性畸形

2. 胚包括(　　)

A. 新个体全部发生过程　　B. 胎期

C. 胚期　　D. 胚前期

E. 胚后期

3. 胚胎学的分支学科包括(　　)

A. 描述胚胎学　　B. 分子胚胎学

C. 畸形学　　D. 生殖工程学

E. 实验胚胎学

4. 胚胎学发展史上曾出现的有关理论及学说(　　)

A. 预成论　　B. 渐成论

C. 胚层学说　　D. 诱导学说

E. 三胚层学说

五、问答题

1. 简述胚胎学包含哪些分支学科。
2. 试述如何学习胚胎学。

参考答案

一、名词解释

1. 个体发生：指胚胎由受精卵逐步发育为新个体的发生过程。
2. 系统发生：指人类的进化发生过程。
3. 胚胎学：研究生物个体发生和发育规律的科学。
4. 胚前期：指受精卵形成到胚胎发育的第 2 周末。
5. 胚期：指胚胎发育的第 3 周到第 8 周末。

6. 胎期：指胚胎发育的第9周至胎儿出生。

二、填空题

1. 发生　发育
2. 胚胎　胚胎
3. 38　胚前期　胚期　胎期
4. 胚期　关键
5. 基本　重要
6. 优质　新兴　试管　克隆
7. 胚胎学　先天性畸形
8. 基因

三、单项选则题

1. C　解释：由受精卵发育为新个体（出生）约需38周。
2. B　解释：受精卵形成到胚胎发育的第2周末为胚前期。
3. C　解释：胎期指胚胎发育的第9周至胎儿出生。
4. A　解释：《胎产书》著成于二千数百年前的先秦时期，出土于马王堆三号汉墓。

四、多项选则题

1. BCD　解释：人体胚胎学的研究包括正常胚胎和异常胚胎的发生、发育过程。
2. CD　解释：胚包括胚前期和胚期两个时期。
3. ABCDE　解释：均为胚胎学的分支学科。
4. ABCDE　解释：标志着17～19世纪期间胚胎学的发展历程。

五、问答题

1. 简述胚胎学包含哪些分支学科。

其分支学科包括：描述胚胎学（是胚胎学的基本研究内容）、比较胚胎学（比较不同种系的胚胎发育）、实验胚胎学、化学胚胎学（了解各种化学物质在胚胎发育过程中的变化及其代谢过程）、分子胚胎学（胚胎学研究的前沿领域和热点内容）、畸形学、生殖工程学（为新兴学科）。

2. 试述如何学习胚胎学。

胚胎学的研究内容始终处于剧烈而复杂的动态变化中。因而在学习时，要注意胚胎在某一时期的形态结构（三维结构）变化，以及这些结构在胚胎不同时期的演变规律，这是胚胎学学习的要点。同时要结合教材的内容观察图谱、胚胎标本、模型、切片等，将二维结构图、三维结构图还原为人胚的动态发育过程流程，善于分析、思考、比较，融汇贯通。学习胚胎学应注意：①平面结构与立体结构的关系。②静态结构与动态变化的关系。③时间与空间的关系。④发生发展与进化的关系。⑤结构与功能的关系。⑥各学科间知识的相互渗透与融合。

（山东中医药大学　刘黎青）

第十八章　胚胎学总论

一、名词解释

1. 精子获能
2. 受精
3. 顶体反应
4. 透明带反应
5. 受精卵
6. 卵裂
7. 卵裂球
8. 桑葚胚
9. 胚泡
10. 滋养层
11. 内细胞群
12. 胚端滋养层
13. 植入
14. 细胞滋养层
15. 合体滋养层
16. 蜕膜
17. 蜕膜细胞
18. 底蜕膜
19. 宫外孕
20. 前置胎盘
21. 胚盘
22. 上胚层
23. 下胚层
24. 体蒂
25. 原条
26. 畸胎瘤
27. 脊索

28. 神经板
29. 体节
30. 衣胞
31. 胎膜
32. 绒毛间隙
33. 绒毛膜
34. 细胞滋养层壳
35. 丛密绒毛膜
36. 卵黄囊
37. 羊膜
38. 脐带
39. 胎盘
40. 胎盘小叶
41. 胎盘屏障
42. 双胎
43. 多胎
44. 联体双胎
45. 寄生胎

二、填空题

1. 受精发生在输卵管________。受精时间多发生在排卵后________小时内。

2. 精子的获能过程开始于________，完成于________；它使精子成为________和________上均成熟的雄性配子。

3. ________和________均为单倍体细胞。卵子成熟于________过程，包括细胞________的成熟与细胞________的成熟。

4. 胚胎发生发育过程起始于________的结合，终止于________出生。

5. ________反应可阻止其他精子进入卵内，保证了人类为________受精。

6. 受精是________的开端，受精保证了物种的________，受精决定了新个体的________。

7. 随着卵裂次数的增加，________内的卵裂球体积渐变________，但分化差异渐________。

8. 胚泡由________、________和________构成。

9. 常见的植入部位是________和________。植入后的子宫内膜改称________，基质细胞改称________。

10. 植入始于受精后第________天，完成于第________天；植入时，________已完全溶解消失。

11. 随着植入滋养层分化为两层，外层为________滋养层，内层为________滋养层。

12. 前置胎盘指植入发生在近________处，并在此形成的胎盘；若胎盘早期剥离可致________。

13. 蜕膜可分为________、________和________三个部分。

14. 二胚层胚盘呈________形，由________和________构成，形成于胚胎发育的第________周。

15. 体蒂是连接________和________的惟一系带，将参与________的形成。

16. 二胚层胚盘决定了胚胎的________和________，二胚层胚盘为胚胎发育的________。

17. 原条的出现决定了胚盘的________端和________侧，原条形成的一端即胚盘（胚体）的________端。

18. 脊索为暂时性________器官，对神经管和椎体的发生起着重要的________作用；脊索退化后仅形成椎间盘的________。

19. 三胚层胚盘外形呈________形，形成于胚胎发育的第________周末，由________、________、________三个胚层共同构成。

20. 人体的各种细胞、组织、器官均由________演变而来。

21. 三胚层胚盘的头、尾端各留下一个无中胚层的圆形区域，分别称________和________。

22. 外胚层的分化主要包括________、________和________的形成。

23. 神经管是________的原基，其头端膨大，形成________的原基，其尾端较细，为________的原基。若前、后神经孔未封闭，则分别形成________和________。神经嵴是________的原基。

24. 中胚层在中轴线两侧由内向外依次分化成________中胚层、________中胚层、________中胚层和________。________中胚层将分化为泌尿生殖系统的主要器官。

25. 体节由________中胚层断裂形成，体节进一步分化为________、________、________三部分。

26. 内胚层可分化为________、________、________和________。

27. ________可分为前肠、中肠、后肠三部分。前肠头端由________封闭，后肠尾端由________封闭。

28. 胚内体腔由头端至尾端依次分化为________、________和________。

29. 胚胎龄的测定方法有________和________两种。________常用于科学研究。

30. 胎膜由________、________、________、________和________构成。

31. 胎膜和胎盘是胚胎发育过程中形成的________结构，对胚胎的发育起到________、________、________、________等作用。

32. 绒毛之间的腔隙称________，内含________血液。游离绒毛位于________内汲取营养。

33. 绒毛膜可形成________和________，其中________与底蜕膜共同构成胎盘。

34. 卵黄囊壁上的胚外中胚层细胞增殖可形成________，是最早发生造血干细胞和原始血管的部位。

35. 羊膜囊指羊膜包绕________形成的囊状结构。由________一层羊膜上皮和薄层胚外中胚层构成，________主要由羊膜上皮分泌。

36. 脐带是连于胚胎脐部与胎盘________面中心处的圆索状结构。脐带外有________覆盖，后期脐带内仅留有________、________、________，以及卵黄囊和尿囊的遗迹。

37. 胎盘呈________状，由________面和________面两部分构成。胎盘内有________套各自封闭的循环通道。胎盘具有________、________、________的功能。

38. 单卵孪生儿因两者的组织相容性抗原________，故相互进行器官移植时________发生排斥反应。

39. 联胎指两个未能完全分离的________卵孪生儿，可分为________性联体双胎和________联体双胎。

40. 多胎的形成机制有________性、________性、________性。________性多胎较常见。

三、单项选则题

1. 卵原细胞的减数分裂分别完成于( )
   A. 青春期前和青春期后　　B. 出生前和受精前
   C. 排卵时和受精前　　D. 排卵前和受精时
2. 受精时，精子穿入( )
   A. 成熟卵细胞　　B. 次级卵母细胞
   C. 卵泡细胞　　D. 初级卵母细胞
3. 精子获能的部位( )
   A. 附睾　　B. 阴道
   C. 射精管　　D. 子宫和输卵管
4. 卵裂为( )
   A. 成熟分裂　　B. 有丝分裂
   C. 无丝分裂　　D. 减数分裂
5. 透明带的出现与消失时间( )
   A. 初级卵母细胞与桑葚胚期　　B. 初级卵泡与胚泡期
   C. 初级卵母细胞与胚泡期　　D. 初级卵泡与桑葚胚期
6. 卵裂完成于( )
   A. 桑葚胚期　　B. 滋养层形成
   C. 内细胞群形成　　D. 胚泡形成
7. 内细胞群外覆盖的滋养层称( )
   A. 胚端滋养层　　B. 胚外滋养层
   C. 细胞滋养层　　D. 合体滋养层
8. 胚泡植入后，位于胚体深部的子宫内膜改称为( )
   A. 绒毛膜　　B. 壁蜕膜
   C. 底蜕膜　　D. 包蜕膜
9. 植入后的子宫内膜称( )
   A. 基膜　　B. 绒毛膜

C. 胎膜　　D. 蜕膜

10. 胚内中胚层的形成与下列哪种结构有关(　　)
A. 脊索　　B. 体节
C. 原条　　D. 内胚层

11. 诱导神经板形成的结构是(　　)
A. 体节　　B. 原条
C. 原结　　D. 脊索

12. 演变为脊索的结构是(　　)
A. 头突　　B. 原结
C. 原窝　　D. 原条

13. 脊索最终演变为(　　)
A. 椎间盘　　B. 脊柱
C. 髓核　　D. 神经管

14. 胚盘分化的核心组织是(　　)
A. 脊索　　B. 体节
C. 头突　　D. 原条

15. 脑和脊髓由下列哪个结构分化而来(　　)
A. 胚外中胚层　　B. 内胚层
C. 中胚层　　D. 外胚层

16. 皮肤的表皮、汗腺、皮脂腺、毛发来自(　　)
A. 表面外胚层　　B. 外胚层
C. 中胚层　　D. 内胚层

17. 侧中胚层能分化为(　　)
A. 胚泡腔　　B. 胚内体腔
C. 羊膜腔　　D. 胚外体腔

18. 与体节不符的是(　　)
A. 来源于轴旁中胚层　　B. 由颈部向尾部依次出现
C. 单个出现　　D. 可预测胚龄

19. 人胚初具人形的时间是(　　)
A. 第 10 周末　　B. 第 8 周末
C. 第 2 周末　　D. 第 4 周末

20. 口咽膜和泄殖腔膜的组成(　　)
A. 外胚层和内胚层　　B. 外胚层和胚外中胚层
C. 中胚层和内胚层　　D. 外胚层和中胚层

21. 肾上腺髓质的嗜铬细胞、黑素细胞、甲状腺滤泡旁细胞等来源于(　　)
A. 神经外胚层　　B. 表面外胚层
C. 胚外中胚层　　D. 胚内中胚层

22. 大部分中轴骨骼及其骨骼肌来源于(　　)
A. 胚外中胚层　　B. 间介中胚层

C. 轴旁中胚层　　D. 侧中胚层

23. 胚胎的发育过程主要是在(　　)
A. 子宫腔　　B. 胚内体腔
C. 胚外体腔　　D. 羊膜腔

24. 宫外孕通常发生于(　　)
A. 腹膜　　B. 肠系膜
C. 卵巢　　D. 输卵管

25. 体节将分化为(　　)
A. 生殖系统的主要器官　　B. 体壁骨骼与骨骼肌
C. 中轴骨胳、骨骼肌、真皮等　　D. 心包腔、胸膜腔和腹膜腔

26. 与羊膜腔不符的是(　　)
A. 其内有羊水　　B. 周围由多层羊膜细胞包绕
C. 其底部是上胚层　　D. 内有胚胎

27. 第 8 周末，与胚体变化不符的是(　　)
A. 颜面发生　　B. 胚体凸入羊膜腔内
C. 外生殖器出现　　D. 可辨性别

28. 与尿囊不符的是(　　)
A. 可贮存尿液
B. 其血管可演变成脐静脉、脐动脉
C. 其闭锁后可形成脐中韧带
D. 其根部演化为膀胱的顶部

29. 与胎膜和胎盘不符的是(　　)
A. 参与胚体的形成　　B. 胎儿娩出后其排出体外
C. 对胚胎起到保护营养等作用　　D. 是胚胎的附属结构

30. 联体双胎不包括(　　)
A. 寄生胎　　B. 纸样胎
C. 畸胎瘤　　D. 胎内胎

31. 与胎盘隔不符的是(　　)
A. 使胎盘小叶间不连通　　B. 由底蜕膜构成
C. 其远端呈游离状态　　D. 伸入到绒毛间隙内

32. 与胎盘屏障不完全相符的是(　　)
A. 是天然屏障
B. 可选择性通透
C. 可进行物质交换
D. 能阻止所有病毒、药物通过

33. 与双卵孪生不完全相符的是(　　)
A. 与种族、家族有一定的相关性　　B. 共用一个胎盘
C. 占双胎的大多数　　D. 有各自的胎膜

34. 人类辅助生殖技术不包括(　　)

A. 人工授精
B. 试管婴儿
C. 生殖克隆
D. 精子冻存与复苏

四、多项选择题

1. 有关受精的描述，正确的是(　　)
A. 人类为单精受精
B. 受精时透明带消失
C. 可恢复二倍体核型
D. 确定了性别
E. 多发生在输卵管壶腹部
2. 有关桑葚胚的描述，正确的是(　　)
A. 中央有腔为囊状胚
B. 由 12 ~ 16 个卵裂球组成
C. 形成于受精后 72 小时左右
D. 外有透明带包围
E. 已经进入子宫
3. 有关植入的描述，正确的是(　　)
A. 透明带消失
B. 胚端滋养层首先与子宫内膜接触
C. 始于受精的第 3 天
D. 子宫内膜正处于增生期
E. 发生于桑葚胚时期
4. 宫外孕的发生部位（　　）
A. 输卵管
B. 子宫底部
C. 肠系膜
D. 子宫颈
E. 卵巢
5. 植入的条件（　　）
A. 透明带及时溶解消失
B. 子宫内膜与胚泡同步发育
C. 胚泡准时进入子宫腔
D. 子宫内环境正常，雌、孕激素分泌正常
E. 宫腔内没有异物
6. 有关体蒂的描述，正确的是(　　)
A. 将胚体悬吊于胚外体腔内
B. 胚体正处于三胚层阶段
C. 将参与脐带的形成
D. 将参与胎盘的形成
E. 是联系胚体和绒毛膜的惟一系带
7. 有关畸胎瘤的描述，正确的是（　　）
A. 由残留的脊索细胞分化而成
B. 由多种组织构成
C. 多生长在人体的骶尾部、生殖腺等部位
D. 是一种囊性肿瘤
E. 其内可见毛发、牙齿、肢体等
8. 有关脊索的描述，正确的是(　　)
A. 决定胚盘的头尾
B. 诱导椎体的发生
C. 退化后形成髓核
D. 诱导神经管的发生

E. 暂时性中轴器官

9. 有关原条的描述，正确的是(　　)

A. 是胚盘分化的核心组织
B. 决定了胚胎的头、尾端和左、右侧
C. 与畸胎瘤的形成有关
D. 与内胚层、中胚层的形成有关
E. 与体蒂的形成有关

10. 属于胚内中胚层的结构有(　　)

A. 脊索
B. 间充质
C. 卵黄囊
D. 体节
E. 胚内体腔

11. 胚胎第2周形成的结构有(　　)

A. 绒毛膜
B. 卵黄囊
C. 体蒂
D. 羊膜腔
E. 头突

12. 胚胎第3周形成的结构有(　　)

A. 原条
B. 脊索
C. 神经板
D. 下胚层
E. 原沟

13. 有关神经管的描述，不正确的是（　　）

A. 来自于中胚层
B. 原沟闭合，形成神经管
C. 是中枢神经系统的原基
D. 是周围神经系统的原基
E. 由原条诱导形成

14. 与绒毛膜相符的是(　　)

A. 由滋养层与胚外体壁中胚层共同构成
B. 其内血管与胚胎血管相通
C. 由绒毛膜板和其表面的次级绒毛干构成
D. 其内血管与母体血管相通
E. 直接与子宫内膜接触

15. 胎膜包括(　　)

A. 绒毛膜
B. 口咽膜
C. 羊膜囊、卵黄囊
D. 脐带
E. 尿囊

16. 有关三胚层的描述，正确的是(　　)

A. 口咽膜、泄殖腔膜处只有内、外胚层
B. 可分化形成各组织和器官的原基
C. 起源于初级内胚层（下胚层）
D. 外形呈鞋底形
E. 由上胚层、中胚层、下胚层构成

17. 参与胚体形成的结构(　　)

A. 原始消化管
B. 原始脐带

C. 原始生殖细胞
D. 胚外体腔
E. 体节

18. 有关细胞滋养层壳的描述，正确的是(   )
A. 防止合体滋养层细胞过度融蚀蜕膜
B. 其沿蜕膜表面延伸形成完整的细胞层
C. 其在合体滋养层和蜕膜之间起到隔离作用
D. 可使绒毛膜与子宫蜕膜牢固结合
E. 可诱导胎盘屏障的形成

19. 有关葡萄胎的描述，正确的是(   )
A. 绒毛膜发育异常
B. 使胚胎发育不良
C. 绒毛呈水泡状
D. 滋养层细胞过度增生发生癌变
E. 其血管消失

20. 有关羊水的描述，正确的是 (   )
A. 正常含量可高于2000mL
B. 临产时可扩张宫颈，冲洗产道
C. 内含胎儿的排泄物
D. 内含胎儿的脱落上皮
E. 可穿刺抽检早期诊断某些先天性异常

21. 胎盘分泌的激素有(   )
A. 绒毛膜促性腺激素
B. 胎盘催乳素
C. 绒毛膜催乳素
D. 胎盘孕激素
E. 胎盘雌激素

22. 有关试管婴儿技术，正确的是(   )
A. 在试管中分化发育而形成的婴儿
B. 指体外授精－胚胎移植
C. 受精到植入过程中采用人工方法指导
D. 在体外完成胚胎的全部发育过程
E. 体内受精体外发育

五、问答题

1. 简述受精的时间、部位、过程、条件及意义。
2. 简述植入对子宫内膜的影响及蜕膜的分布。
3. 简述原条的形成、演变及意义。
4. 试述二胚层胚盘的形成、意义及其相关结构的形成。
5. 简述神经管的形成及意义。
6. 简述体节的形成、演变及意义。
7. 试述胚体的形成。
8. 试述绒毛膜的形成及演变。
9. 试述胎盘的形态结构和功能。
10. 简述单卵孪生的特点及形成机制。

参考答案

一、名词解释

1. 精子获能：当精子通过女性生殖管道时，精子获得释放顶体酶的能力，因而具有使卵子受精的能力，此过程称为精子获能。

2. 受精：指精子与卵子相互融合形成受精卵的过程。

3. 顶体反应：指精子溶蚀穿越卵丘、放射冠和透明带的过程。

4. 透明带反应：指皮质反应释入卵周间隙的酶水解 ZP3，使透明带上的糖蛋白分子 ZP3 结构发生改变，致透明带不再接受其余精子穿越的过程。

5. 受精卵：指雌、雄原核逐渐靠拢，核膜消失，染色体融合，形成的二倍体细胞。

6. 卵裂：指受精卵早期的有丝分裂。

7. 卵裂球：指卵裂形成的子细胞，为球形，呈晶莹半透明状态。

8. 桑葚胚：指受精第 3 天，卵裂球数目达 12 ~ 16 个时，其外观似桑葚果，为实心胚。

9. 胚泡：指受精第 5 天，由内细胞群、滋养层及胚泡腔共同构成的囊状胚。

10. 滋养层：指构成胚泡壁的单层细胞，与吸收营养有关。

11. 内细胞群：指位于胚泡腔一侧的一群大而不规则的细胞，与胚体的形成有关。

12. 胚端滋养层：指覆盖在内细胞群外表面的滋养层。

13. 植入：指胚泡侵入子宫内膜的过程。

14. 细胞滋养层：指植入后的滋养层内层细胞，细胞界限清晰、分裂旺盛，其细胞不断融入合体滋养层。

15. 合体滋养层：指植入后的滋养层外层细胞，细胞界限消失、相互融合，无分裂能力。

16. 蜕膜：指植入后发生蜕膜反应的子宫内膜。

17. 蜕膜细胞：蜕膜中的基质细胞改称为蜕膜细胞，可营养早期胚胎，并可阻止滋养层细胞对子宫内膜的过度溶蚀。

18. 底蜕膜：又称基蜕膜，指胚泡植入处深部的蜕膜，将来发育为胎盘的母体部分。

19. 宫外孕：指胚泡植入在子宫以外的部位。

20. 前置胎盘：指植入发生在近子宫颈内口处，并在此形成胎盘。

21. 胚盘：指受精后第 2 周，由上胚层和下胚层共同构成的圆盘形的细胞盘，又称二胚层胚盘。

22. 上胚层：指近胚端滋养层侧的内细胞群细胞演变形成一层较大的柱状细胞，又称初级外胚层。

23. 下胚层：指近胚泡腔侧的内细胞群细胞形成一层较小的立方形细胞，又称初级内胚层。

24. 体蒂：指第 2 周末，羊膜与滋养层连接处的胚外中胚层渐缩窄至胚盘尾侧，缩窄的胚外中胚层组织形似蒂状，将参与脐带的形成。

25. 原条：指第3周初，二胚层胚盘一端中线处的上胚层细胞迅速增殖，形成的一条纵行细胞索。

26. 畸胎瘤：由残留的原条细胞分化而成的囊性肿瘤，由多种组织构成。

27. 脊索：由原结细胞经原凹内卷向头端迁移，在内、外胚层间形成的一纵行细胞索。

28. 神经板：指第3周在头突和脊索的诱导下，脊索背侧中线处的外胚层细胞增生呈板状。

29. 体节：指邻近脊索两侧的轴旁中胚层细胞断裂形成左右对称的细胞团块。可依体节数推测早期胚龄。

30. 衣胞：指胎儿娩出后，由子宫分离并排出体外的胎膜、胎盘。

31. 胎膜：指绒毛膜、羊膜囊、卵黄囊、尿囊和脐带的总称，是来自胚泡的部分附属结构。

32. 绒毛间隙：指绒毛之间的腔隙，内含母体血液。

33. 绒毛膜：由滋养层和其内面的胚外中胚层（壁层）共同组成。

34. 细胞滋养层壳：细胞滋养层柱的细胞继续增生，在合体滋养层与底蜕膜之间延伸，形成一层完整的细胞滋养层，使绒毛膜与子宫蜕膜牢固连接。

35. 丛密绒毛膜：指生长茂盛，密集成丛的底蜕膜中的绒毛，其血管经脐带与胚体血管相通。

36. 卵黄囊：位于胚盘腹侧，由内胚层和胚外中胚层共同构成。

37. 羊膜：薄而透明，由一层羊膜上皮和薄层胚外中胚层构成。

38. 脐带：指连于胚胎脐部与胎盘胎儿面的圆索状结构，是胎儿与胎盘间物质运输的惟一通路。表面包有羊膜，内有血管、黏液性结缔组织和退化的卵黄囊、尿囊等。

39. 胎盘：由胎儿面的丛密绒毛膜与母体面的底蜕膜共同构成的圆盘状结构。

40. 胎盘小叶：指胎盘母体面被胎盘隔分隔形成的15 ~ 30个小区。每个胎盘小叶内有1 ~ 4个干绒毛及其分支。

41. 胎盘屏障：又称胎盘膜，指胎盘内胎儿血与母体血进行物质交换所通过的结构。由合体滋养层和细胞滋养层及基膜、绒毛内薄层结缔组织、绒毛内毛细血管的基膜及内皮共同构成。

42. 双胎：又称孪生，指一次妊娠有两个胎儿同时发育成熟。

43. 多胎：指一次娩出两个以上新生儿。

44. 联体双胎：指两个未能完全分离的单卵孪生儿。

45. 寄生胎：指发育不完全的小胚胎如同寄生物，附着在发育正常的主胎体上。

二、填空题

1. 壶腹部　12 ~ 24
2. 子宫　输卵管　结构　功能
3. 精子　卵子　受精　核　质
4. 两性生殖细胞　胎儿

5. 透明带　单精
6. 新生命　繁衍　性别
7. 透明带　小　明显
8. 胚泡腔　内细胞群　滋养层
9. 子宫体部　子宫底部　蜕膜　蜕膜细胞
10. 5～6　11～12　透明带
11. 合体　细胞
12. 子宫颈内口　大出血
13. 底（基）蜕膜　包蜕膜　壁蜕膜
14. 圆盘　上胚层（初级外胚层）　下胚层（初级内胚层）　2
15. 胚体　绒毛膜　脐带
16. 背面（上胚层侧）　腹面（下胚层侧）　原基
17. 头尾　左右　尾
18. 中轴　诱导　髓核
19. 鞋底　3　内胚层　中胚层　外胚层
20. 三胚层胚盘
21. 口咽膜　泄殖腔膜
22. 神经管　神经嵴　表面外胚层
23. 中枢神经系统　脑　脊髓　无脑畸形　脊髓裂　周围神经系统
24. 轴旁　间介　侧　间充质　间介
25. 轴旁　生骨节　生肌节　生皮节
26. 原始消化管（原肠）　咽囊　尿囊　泄殖腔膜
27. 原始消化管　口咽膜　泄殖腔膜
28. 心包腔　胸膜腔　腹膜腔
29. 月经龄　受精龄　受精龄
30. 绒毛膜　羊膜囊　卵黄囊　尿囊　脐带
31. 附属　保护　营养　呼吸　排泄
32. 绒毛间隙　母体　绒毛间隙
33. 平滑绒毛膜　丛密绒毛膜　丛密绒毛膜
34. 血岛
35. 羊膜腔　羊膜　羊水
36. 胎儿　羊膜　黏液性结缔组织　脐动脉　脐静脉
37. 圆盘　胎儿　母体　两　物质交换　保护作用　分泌激素
38. 相同　不会
39. 单　对称　不对称
40. 单卵　多卵　混合　混合

三、单项选则题

1. D　解释：成熟卵泡中的初级卵母细胞于排卵前完成第一次成熟分裂，形成一个次级卵母细胞和一个第一极体；受精时次级卵母细胞完成了第二次成熟分裂，形成一个成熟的卵子和一个极体细胞。

2. B　解释：受精时精子穿入次级卵母细胞，使其完成了第二次成熟分裂，形成一个成熟的卵子和一个极体细胞。

3. D　解释：精子的获能过程开始于子宫，完成于输卵管。故选 D。

4. B　解释：卵裂指受精卵早期的有丝分裂。

5. B　解释：透明带出现于初级卵泡阶段，消失于胚泡期（植入前）。

6. D　解释：卵裂完成于胚期。

7. A　解释：在内细胞群外表面覆盖的滋养层称胚端滋养层。

8. C　解释：植入后，位于胚体深部的子宫内膜改称为底蜕膜。

9. D　解释：植入后的子宫内膜称蜕膜。

10. C　解释：胚内中胚层的形成与原条有关。

11. D　解释：脊索为暂时性中轴器官，对神经板（神经管）和椎体的发生起着重要的诱导作用。

12. A　解释：头突逐渐演变为脊索。

13. C　解释：脊索最终演变、退化为椎间盘的髓核。

14. D　解释：胚盘分化的核心组织是原条，原条的出现对三胚层的形成有重要意义。

15. D　解释：外胚层参与神经管的形成，而神经管是中枢神经系统的原基。

16. A　解释：表面外胚层可分化为皮肤的表皮、汗腺、皮脂腺、毛发等。

17. B　解释：侧中胚层能分化为胚内体腔。

18. C　解释：体节均成对出现，大约每天出现 3 对，至第 5 周末，体节全部形成。

19. B　解释：至第 8 周末，人胚初具人形。

20. A　解释：口咽膜和泄殖腔膜由外胚层和内胚层共同组成。

21. A　解释：神经外胚层可分化为肾上腺髓质的嗜铬细胞、黑素细胞、甲状腺滤泡旁细胞等。

22. C　解释：大部分中轴骨骼及其骨骼肌来源于轴旁中胚层（生骨节、生肌节）。

23. D　解释：胚胎发育的主要过程是在羊膜腔内进行的。

24. D　解释：宫外孕通常见于输卵管。

25. C　解释：体节先分化为生骨节、生肌节、生皮节三部分，然后进一步分化中轴骨骼、骨骼肌、真皮等。

26. B　解释：羊膜腔周围由一层羊膜细胞包绕。

27. D　解释：第 8 周末，胚体的外生殖器出现，但不能辨性别。

28. A　解释：人类的尿囊无贮存尿液的功能。

29. A　解释：胎膜和胎盘均不参与胚体的形成。

30. C　解释：联体双胎不包括畸胎瘤，畸胎瘤为残留的原条细胞分化形成的囊性肿瘤。

31. A　解释：胎盘隔其远端呈游离状态，使胎盘小叶间相互连通。

32. D　解释：胎盘屏障不能阻止所有病毒、药物通过。

33. B 解释：双卵孪生有各自的胎膜和胎盘。

34. C 解释：人类辅助生殖技术不包括生殖克隆。

四、多项选则题

1. ACDE 解释：透明带在植入前消失，受精时需完成透明带反应。

2. BCDE 解释：桑葚胚为实心胚。

3. AB 解释：植入发生于胚泡时期，此时母体子宫内膜正处于分泌期。

4. ACE 解释：宫外孕发生在子宫以外的部位。

5. ABCDE 解释：均为植入的必要条件。

6. ACE 解释：胚体正处于二胚层阶段，体蒂不参与胎盘的形成。

7. BCDE 解释：畸胎瘤为残留的原条细胞分化而成的囊性肿瘤，由多种组织构成，故其内可见毛发、牙齿、肢体等。

8. BCDE 解释：原条决定胚盘的头尾方向。

9. ABCD 解释：原条与体蒂的形成无关。

10. BDE 解释：体节、胚内体腔、间充质均由胚内中胚层细胞分化而来。

11. BCD 解释：绒毛膜、头突均形成于胚胎发育的第 3 周。

12. ABCE 解释：下胚层形成于胚胎发育的第 2 周。

13. ABD 解释：神经管来自于外胚层，由原条诱导形成。神经沟闭合形成神经管。周围神经系统的原基是神经嵴。

14. ABCE 解释：绒毛膜内血管与母体血管不直接相通，两者通过胎盘屏障进行物质交换。

15. ACDE 解释：口咽膜是胚体内结构，不参与胎膜形成。

16. ABD 解释：口咽膜、泄殖腔膜处只有内、外胚层，三胚层起源于初级外胚层，由内胚层、中胚层、外胚层构成。

17. ACE 解释：原始脐带、胚外体腔不参与胚体的形成。

18. ABCD 解释：细胞滋养层壳无诱导胎盘屏障形成的作用。

19. ABCE 解释：葡萄胎是滋养层细胞过度增生而致，但无癌变发生。

20. BCDE 解释：足月时，羊水含量可达 1000 ~ 1500mL。但若多于 2000mL，称羊水过多。

21. ABCDE 解释：均为胎盘分泌的激素，其中胎盘催乳素与绒毛膜催乳素是同一种激素。

22. BC 解释：试管婴儿技术是体外授精、培育到早期胚的一定阶段，再移植到母体子宫内发育，即体外授精 - 胚胎移植。

五、问答题

1. 简述受精的时间、部位、过程、条件及意义。

受精指精子与卵子相互融合形成受精卵的过程。受精多发生在排卵后 12 ~ 24 小时内。受精的部位多见于输卵管壶腹部。

受精是一复杂的生物学过程，受精过程包括：①穿越卵丘，②发生顶体反应，③

精、卵细胞膜融合，④受精卵形成。尤其是透明带反应，阻止了多精入卵和多精受精的发生，保证了人类为单精受精的生物学特性。

受精的条件包括：①生殖细胞的量与质，均可影响受精。若每毫升精液精子数量少于2000万个可造成不育；若少于500万个几乎不可能受精。若死精子或活动力差的精子超过30%，畸形精子超过20%～30%，均可导致不育或畸形。另外，若卵巢卵子发育不正常或不排卵，也可导致不育。②生殖细胞的受精时限。排卵后12～24小时为最佳受精时限。③保证生殖管道的畅通。④正常的激素水平。雌、孕激素对受精起到重要的调节作用。

受精的意义：①形成新个体，受精是新生命的开端。②恢复二倍体核型，使双亲遗传基因重新组合，保证了物种的繁衍。③决定新个体的遗传性别。

2. 简述植入对子宫内膜的影响及蜕膜的分布。

植入时的子宫内膜正处于分泌期，由于基质中组织液增多而呈水肿状态，子宫腺腺腔扩大，高度弯曲、变长，内含大量糖原等营养物质。胚泡植入后，子宫内膜进一步增厚，血液供应更加丰富，腺体分泌更加旺盛；基质细胞体积更大，改称蜕膜细胞，内含丰富的糖原和脂滴，可营养早期胚胎；这一系列变化称蜕膜反应，此时的子宫内膜称蜕膜。

依据蜕膜与胚泡的位置关系将蜕膜分为：①包蜕膜，指覆盖于胚宫腔面的蜕膜。②底蜕膜，又称基蜕膜，指位于胚深面的蜕膜，将来发育为胎盘的母体部分。③壁蜕膜，指子宫其余部分的蜕膜。

3. 简述原条的形成、演变及意义。

人胚发育的第3周初，上胚层中线处的细胞迅速增殖，形成一条纵行细胞索，称原条；原条的头端细胞增生形成结节状，称原结；原结的中心凹陷，称原凹；原条的中线出现一浅沟，称原沟。增殖的上胚层细胞在原沟深部的上、下胚层之间，向周边迁移，形成一层新的细胞，即中胚层（胚内中胚层）；另一部分细胞迁移至下胚层并逐渐置换其内全部的细胞，形成内胚层。内胚层和中胚层形成后，上胚层改称外胚层。

随着胚体的生长和脊索的延伸，原条相对向尾端缩短，最后消失。若原条未完全消失，残留的原条细胞可分化形成畸胎瘤。

原条的出现决定了胚盘的头、尾和左、右，原条出现的一端为胚胎的尾端，而且对中胚层、内胚层的形成有重要意义。

4. 试述二胚层胚盘的形成、意义及其相关结构的形成。

胚胎发育的第2周初，内细胞群细胞不断增殖分化，逐渐形成两层细胞。近胚端滋养层侧的内细胞群细胞，演变成一层较大的柱状细胞，称上胚层，又称初级外胚层。近胚泡腔侧的内细胞群细胞，则形成一层较小的立方形细胞，称下胚层，又称初级内胚层。至第2周末，由上、下胚层紧密相贴形成的圆形胚盘，称二胚层胚盘。

二胚层胚盘为胚胎发育的原基，可决定胚胎的背、腹面（下胚层侧为腹面，上胚层侧为背面）。

随着二胚层胚盘的发育，与其相关的结构同时形成。①羊膜囊形成：由羊膜环绕羊膜腔形成的囊状结构。②卵黄囊形成：由下胚层周边部分的细胞向腹侧延伸，围绕形成一囊状结构，其顶部由下胚层构成。③胚外中胚层形成：受精后第10～11天，在羊膜腔、卵黄囊与细胞滋养层之间的胚泡腔内，填充有一些星形细胞，形成胚外中胚层。至第12～13天，胚外中胚层内渐出现胚外体腔，将胚外中胚层分成贴附于卵黄囊外表面的胚外脏壁中胚层和覆盖于细胞滋养层内表面和羊膜囊外表面的胚外体壁中胚层。④体蒂形成：由于胚外体腔的扩大，羊膜与滋养层连接处的胚外中胚层渐缩窄至胚盘尾侧，形似蒂状，称体蒂。

5. 简述神经管的形成及意义。

胚胎发育的第3周，在头突和脊索的诱导下，脊索背侧中线处的外胚层细胞增生呈板状，称神经板。构成神经板的外胚层细胞为假复层柱状，称神经外胚层（神经上皮）。神经板沿长轴中线渐向中胚层方向下陷形成神经沟，神经沟两侧隆起处称神经褶。随之，神经沟在中段（约第4体节平面）开始闭合，且向头、尾两端延续，逐渐闭合形成神经管。神经管头、尾端未闭合处，分别称前神经孔和后神经孔，至胚胎发育第4周末，前、后神经孔封闭。

神经管是中枢神经系统的原基。其头端膨大形成脑的原基，并参与形成松果体、神经垂体和视网膜等；其尾端较细为脊髓的原基。若前、后神经孔未闭合，可形成无脑畸形和脊髓裂。

6. 简述体节的形成、演变及意义。

第3周末，中胚层细胞迅速增殖，在中轴线两侧由内向外依次分化成轴旁中胚层、间介中胚层和侧中胚层。轴旁中胚层指邻近脊索两侧的中胚层细胞增生形成的两条纵行细胞带。细胞带随即裂为左右对称的细胞团，称体节。体节数目依胚龄的增长而增多，并在胚的表面形成隆起，故早期胚龄可依胚体体节数推测。体节由颈部向尾部先后出现，至第5周，42～44对体节全部形成。体节主要分化为中轴骨骼、背侧的皮肤真皮、骨骼肌。

7. 试述胚体的形成。

由于三胚层生长速度不同，外胚层生长最快，内胚层生长最慢；胚盘中轴部位（神经管和体节等）生长迅速并向背侧隆起突入羊膜腔内，胚盘边缘部位生长较慢，渐向腹侧包卷形成侧褶。三胚层胚盘的侧褶，使内胚层卷到胚体内部，外胚层包在胚体最外层，胚盘渐变为圆柱体。另外胚盘头尾方向的生长较左右侧快，形成头褶、尾褶，而且头端的脑和颜面部的形成速度又快于尾端，故形成头大尾小的“C”字形圆柱体。随着胚体的进一步发育，胚体腹侧的头褶、尾褶及左右两侧褶缘（即外胚层的边缘）渐靠拢，汇聚于胚体腹侧处，形成原始脐带。由于胚盘各部分器官系统的组建及生长速度不同，最终胚盘由头大尾小的盘状逐渐卷折为圆柱状的胚体，至第8周末，初建人体雏形。

8. 试述绒毛膜的形成及演变。

绒毛膜由滋养层和其内侧的胚外中胚层（壁层）发育而成。其直接与子宫蜕膜接触，包在胚胎及其附属结构的最外面，为早期胚胎发育提供营养和氧气。第3周初，滋养层向胚泡表面突出形成绒毛状突起，突起的表面为合体滋养层，中央为细胞滋养层，合称初级绒毛干。随着胚外中胚层及胚外体腔的出现，胚外中胚层壁层与滋养层共同构成绒毛膜板。继之，胚外中胚层渐伸入初级绒毛干中轴，形成次级绒毛干，后者与绒毛膜板共同构成绒毛膜。至第3周末，次级绒毛干内的胚外中胚层继续分化为结缔组织和血管网，且与胚体内的血管相通，形成三级绒毛干；其绒毛干末端直接与子宫蜕膜相连称固定绒毛，绒毛干上的分支绒毛，称游离绒毛。绒毛之间的腔隙称绒毛间隙，内含母体血液。固定绒毛借细胞滋养层柱连接于底蜕膜，随之形成的细胞滋养层壳将绒毛膜与子宫蜕膜牢固连接，同时还可防止合体滋养层细胞过度溶蚀蜕膜。

早期绒毛膜发育均衡。第3个月时随着胚体的增大，与包蜕膜接触的绒毛因受压渐退化消失，该处形成平滑绒毛膜；而底蜕膜中的绒毛因血供充足，生长茂盛，形成丛密绒毛膜，其血管经脐带与胚体血管相通。随胚体的发育，丛密绒毛膜与底蜕膜共同构成胎盘；平滑绒毛膜和包蜕膜渐与壁蜕膜融合，子宫腔消失。

9. 试述胎盘的形态结构和功能。

胎盘是胎儿与母体之间进行物质交换的重要场所。胎盘呈圆盘状，中央厚、边缘薄，平均厚度2.5cm，直径15~20cm，重约500g。胎盘的胎儿面表面光滑，被覆有羊膜，近中央处有脐带附着，并可见呈放射状走行的脐血管分支。胎盘的母体面较粗糙，为剥离后的底蜕膜，可见15~30个稍突起的胎盘小叶。

胎盘由胎儿面的丛密绒毛膜与母体面的底蜕膜共同构成。胎儿面的羊膜深部为滋养层和胚胎性结缔组织构成的绒毛膜板，绒毛膜板发出40~60个绒毛干，借细胞滋养层壳固定于底蜕膜上；每个绒毛干又分支形成若干细小的游离绒毛，脐血管的分支经绒毛干到达游离绒毛内形成毛细血管。底蜕膜中血管开口于绒毛间隙，使绒毛直接浸浴在盛有母体血液的绒毛间隙中。胎盘小叶由1~4个绒毛干及其分支构成，小叶之间有从底蜕膜发出的楔形小隔即胎盘隔；因其远端呈游离状态，故绒毛间隙相互连通。

胎盘的功能主要包括三方面：①物质交换——胎盘是胎儿与母体进行物质交换的的唯一途径。胎儿发育所需的氧气、营养物质等经胎盘屏障从母体血中获取；胎儿代谢产生的废物、二氧化碳同样经胎盘屏障从母体血中排出。②保护作用——胎盘屏障是重要的天然保护屏障，可阻止母体血液内的大分子物质侵入胎儿体内。但某些药物、病毒等可通过胎盘屏障。③合成分泌作用——可分泌多种类固醇激素、肽类激素和蛋白类激素，还能合成前列腺素、多种神经递质和细胞因子等。胎盘分泌的主要激素有：人绒毛膜促性腺激素（HCG），能促进卵巢内黄体生长发育，维持妊娠；人绒毛膜催乳素（HCS）及人胎盘催乳素（HPL），可促进母体乳腺及胎儿的生长发育；人胎盘孕激素（HPL）和人胎盘雌激素（HPE），可替代母体卵巢孕激素和雌激素的功能，维持妊娠。

10. 简述单卵孪生的特点及形成机制。

由一个受精卵发育形成的两个胎儿称单卵孪生。由于单卵孪生儿的遗传基因相同，因此两者性别相同，相貌酷似，体态、血型、组织相容性抗原等生理特性相同，体态、性格、基因活动的变化规律也相仿；若双方进行器官移植，不会发生排斥反应。

单卵孪生的形成机制：①一个受精卵发育为两个胚泡，各自植入，孪生儿有各自独立的胎膜和胎盘。②一个胚泡形成两个内细胞群，两个胚胎在各自的羊膜囊内发育，但共享一个绒毛膜和胎盘。③一个胚盘上形成两个原条，诱导、发育为两个胚胎，两者共享一个羊膜囊、绒毛膜和胎盘，但有两条脐带。此种情况易导致联体畸形。

（山东中医药大学　刘黎青）

第十九章 胚胎学各论

Ⅰ. 颜面的发生、Ⅱ. 颈的形成及四肢的发生

一、名词解释

1. 鳃弓
2. 鳃沟
3. 鳃膜
4. 咽囊

二、填空题

1. 鳃器的组成有________、________、________和________。

2. 腭的来源有________和________，腭前部演变为________，后部演变为________。

3. 舌的来源包括第4周末咽底后方正中形成的较小的________和第5周初其前方两侧形成的较大的________。

4. 颜面和口腔的常见畸形有________、________和________。其中，最常见的颜面畸形为________。

5. 颈的常见畸形有________和________。

6. 口凹由________、________和________围成。

7. 上肢芽分为________、________和________三段；下肢芽亦分为三段，即________、________和________。

三、单项选择题

1. 额鼻突发生的时间是(　　)

A. 第2周　　B. 第3周

C. 第4周　　D. 第5周

2. 鳃弓发生的时间是（　　）

A. 约20~29天　　B. 约18~25天

C. 约 22 ~ 29 天　　D. 约 24 ~ 31 天

3. 下述有关鳃膜位置的描述，正确的是（　　）

A. 相邻鳃弓之间的凹沟　　B. 相邻咽囊之间

C. 鳃弓的内胚层和外胚层之间　　D. 上颌突与下颌突之间

4. 有关颜面发生的叙述，哪项错误（　　）

A. 口凹的底部是口咽膜　　B. 有上颌突和下颌突各一对

C. 上有额鼻突　　D. 心突参与了颜面部的发生

5. 有关咽囊的演变，下面哪项错误（　　）

A. 五对咽囊演变出一些重要的器官　　B. 头端有口咽膜封闭

C. 原始咽是消化管头端的膨大部　　D. 第 5 周口咽膜破裂

6. 下述关于四肢发生的说法正确的是（　　）

A. 最初发生的时间是第 5 周末

B. 肢芽上出现一个收缩环，将肢芽分为 2 段

C. 肢芽中轴的间充质先形成软骨，后成骨为骨

D. 肢芽周围的间充质形成肢体的皮肤

四、多项选择题

1. 下列哪些结构参与口凹的组成（　　）

A. 内侧鼻突　　B. 外侧鼻突

C. 左右上颌突　　D. 左右下颌突

E. 额鼻突

2. 有关鳃器的描述，正确的是（　　）

A. 人的前四对鳃弓比较明显　　B. 咽囊参与颜面的发生

C. 第 6 对鳃弓很小，出现不久即消失　　D. 人胚的鳃器是种系重演现象

E. 第 5 对鳃弓出现不久即消失

3. 下列哪些器官的发生与咽囊的演变有关（　　）

A. 内耳、中耳和外耳　　B. 甲状腺

C. 甲状旁腺　　D. 胸腺

E. 腭扁桃体

4. 下列与唇裂有关的描述是（　　）

A. 可见正中唇裂

B. 多因上颌突与同侧内侧鼻突未愈合而致

C. 有单侧或双侧唇裂

D. 唇裂不伴有腭裂

E. 是最常见的颜面畸形

5. 颈部由哪几对鳃弓发育而成（　　）

A. 第 1 对　　B. 第 2、3 对

C. 第 4、5 对　　D. 第 4 对

E. 第 6 对

五、问答题

简述咽囊的演变。

参考答案

一、名词解释

1. 鳃弓：第4周至第5周，头颈部两侧的间充质增生，形成背腹方向排列的柱状突起，左右对称，共有6对，称鳃弓。

2. 鳃沟：相邻鳃弓之间的凹沟称为鳃沟。

3. 鳃膜：咽囊与鳃沟之间的薄膜称为鳃膜。

4. 咽囊：原始消化管头段两侧壁内胚层向外膨出，形成左右对称的5对囊状结构，称咽囊。

二、填空题

1. 鳃弓　鳃沟　鳃膜　咽囊

2. 正中腭突　外侧腭突　硬腭　软腭

3. 奇结节　外侧舌突

4. 唇裂　面斜裂　腭裂　唇裂

5. 颈囊肿　颈瘘

6. 左右上颌突　左右下颌突　额鼻突

7. 臂　前臂　手　大腿　小腿　足

三、单项选择题

1. C　解释：额鼻突的发生在人胚发育的第4周。

2. C　解释：鳃弓发生的时间在第4周至第5周，约22～29天。

3. A　解释：由于鳃弓形成背腹方向排列的柱状突起，从外向内的结构分别是表面外胚层、间充质和咽壁内胚层；内胚层向外形成5对咽囊与鳃沟相对，故鳃沟即相邻鳃弓之间的凹沟。

4. D　解释：前三个描述均与颜面部的发生有关，心突是原始心脏发育长大形成的突起，与颜面部的发生无关。

5. D　解释：口咽膜破裂的时间为第4周末。

6. C　解释：肢芽中轴的间充质分化为骨，周围的间充质分化为肢体的肌群。

四、多项选择题

1. ABCDE　解释：腭的形成分隔成了永久的口腔与鼻腔，鼻腔与咽相通为后鼻孔，额鼻突和内侧鼻突的外、中胚层组织演变成鼻尖和鼻梁及鼻中隔，形成了左右鼻腔，随后在左右鼻腔侧壁各有三个嵴状突起分别构成上、中、下三个鼻甲。

2. ADE　解释：鳃器鳃弓和咽囊是鳃器中的重要结构，人胚的鳃器存在时间较短，是人胚种系发生的重演现象。前4对鳃弓明显，第6对很小，不明显，第5对出现不久即消失，鳃弓参与了颜面的形成，咽囊发生为多种重要器官原基。

3. BCDE　解释：咽囊演化的一些重要器官是咽鼓管、中耳鼓室、鼓膜、外耳道、腭扁桃体、胸腺、甲状旁腺。

4. ABCE　解释：唇裂是最常见的颜面畸形，多因上颌突与同侧内侧鼻突未愈合而致，可见单侧或双侧，唇裂还可伴有腭裂和牙槽突裂，如果左右内侧鼻突未愈合或左右下颌突未愈合，可形成正中唇裂。

5. ABCD　解释：颈的逐渐延长是由于鳃弓与心上嵴的生长，气管、食管的伸长，心脏位置的下降而形成。

五、问答题

简述咽囊的演变。

第1对咽囊的外侧份膨大，形成中耳鼓室，其顶部的鳃膜分化为鼓膜，鼓膜外侧为第一鳃沟形成的外耳道，该咽囊的内侧份伸长，演化为咽鼓管；第2对咽囊的外侧份退化，内侧份分化为腭扁桃体；第3对腹侧份上皮细胞形成左右两条细胞索，合并形成胸腺原基，背侧份形成下一对甲状旁腺；第4对咽囊腹侧份退化，背侧份形成上一对甲状旁腺；第5对咽囊形成一细胞团，称后鳃体，其部分细胞分化为滤泡旁细胞。

（山东中医药大学　赵海军）

Ⅲ. 消化与呼吸系统的发生

一、名词解释

1. 肝憩室
2. 泄殖腔
3. 喉气管憩室

二、填空题

1. 中肠发育中，由于腹腔较小，中肠襻突入脐带的________中，形成胚胎期生理性________。

2. 随着胚体卷折，内胚层在体内形成头尾方向的管称________，此管可分为________、________和________三部分。其头端有________封闭，尾端有________封闭，中部与________相连。

3. 后肠末端的膨大称________，其腹侧与________相连。后被________分隔为背腹两部分，腹侧份为________，主要发育为________和________；背侧份为________，发育为________和________。

4. 中肠襻进入脐腔，先以________为轴，________方向旋转________，在向腹腔退回时，又________方向旋转________。

5. 回肠憩室是由于________退化不全，残留在________上的一个盲囊，又称为________。

6. 肝憩室分为________和________两支，其中________发育为________，________发育为________。其与十二指肠相连的部分形成________。

7. 胰腺是由________和________发育而成，其中________发育为胰腺的________、________和________；________发育为________。

8. 喉气管憩室是由________发育而来，最终头端发育形成________，中端发育形成________，尾端发育形成________。

9. 将气管与食管分开的结构称________，其发育不良可造成的畸形称________。

三、单项选择题

1. 关于胃的发生哪项错误（ ）
   A. 胃背侧生长快形成胃大弯　B. 胃腹侧生长慢形成胃小弯
   C. 胃的腹系膜形成大网膜　D. 胃的背系膜形成大网膜
2. 消化管发生过程中，中肠襻围绕哪个结构旋转（ ）
   A. 肠系膜上动脉　B. 肠系膜下动脉
   C. 腹主动脉　D. 脐动脉
3. 后肠尾部的膨大部分称（ ）
   A. 泄殖腔　B. 尿生殖窦
   C. 尿囊　D. 原始直肠
4. 胆囊上皮来源于哪部分的内胚层（ ）
   A. 背胰芽的根部　B. 腹胰芽的根部
   C. 肝憩室的头支　D. 肝憩室的尾支
5. 胰芽演变的结构是（ ）
   A. 肝板　B. 胰腺腺泡和导管
   C. 小叶间胆管和胆小管　D. 胆囊和胆总管
6. 麦克尔憩室位于（ ）
   A. 回肠中段　B. 回盲部
   C. 回肠上段　D. 回肠下段
7. 胰岛细胞来源于（ ）
   A. 前肠的内胚层细胞　B. 中肠的内胚层细胞
   C. 脏壁中胚层细胞　D. 卵黄囊内胚层细胞
8. 将中肠分为头尾两支的标志结构是（ ）
   A. 卵黄蒂　B. 肠系膜上动脉
   C. 肠系膜下动脉　D. 盲肠突
9. 肠襻逆时针旋转并向腹腔退回时共旋转（ ）
   A. 90°　B. 180°
   C. 270°　D. 360°

10. 新生儿透明膜病是因（　　）
A. Ⅰ型肺泡细胞发育不良
B. Ⅱ型肺泡细胞发育不良
C. 气管食管瘘
D. 气管闭锁

11. 关于中肠襻以下哪项错误（　　）
A. 以肠系膜上动脉为中轴逆时针旋转 270°
B. 先突入脐腔后又退回到腹腔
C. 在退回到腹腔后头支在右侧，尾支在左侧
D. 在退回到腹腔时头支在前，尾支在后

12. 若新生儿脐部经常有粪便状物流出应考虑是（　　）
A. 脐粪瘘
B. 食管狭窄
C. 回肠憩室
D. 脐疝

13. 关于肝憩室发育以下哪项错误（　　）
A. 由前肠末端腹侧壁的内胚层形成
B. 是肝、胆和胆管的原基
C. 分为头支和尾支，头支分化为肝，尾支分化为胆
D. 分为头支和尾支，头支分化为胆，尾支分化为肝

14. 关于喉气管憩室的演变以下哪项错误（　　）
A. 由喉气管沟变深形成，发育为呼吸系统的上皮
B. 喉气管沟是咽底壁正中形成的一纵沟
C. 喉气管憩室开口于咽
D. 喉气管憩室开口于食管

四、多项选择题

1. 来自喉气管憩室的上皮有（　　）
A. 喉上皮
B. 咽上皮
C. 气管上皮
D. 支气管上皮
E. 肺导气部和呼吸部的上皮

2. 原始消化管的中肠分化为（　　）
A. 回肠
B. 盲肠
C. 空肠
D. 直肠
E. 阑尾

3. 十二指肠来自原始消化管以下哪部分（　　）
A. 前肠
B. 中肠
C. 后肠
D. 尿生殖窦
E. 泄殖腔

4. 胰腺的发生（　　）
A. 大部分来自背胰芽
B. 胰头由背胰芽和腹胰芽共同形成
C. 胰体由背胰芽形成
D. 胰尾由腹胰芽形成
E. 胰岛细胞来源于胰芽的上皮细胞

5. 由肝憩室演变的结构有（　　）

A. 肝板　　B. 肝管

C. 小叶间胆管　　D. 胆囊和胆总管

E. 胰导管

6. 不通肛主要由于以下哪些情况（　　）

A. 肛膜未破裂　　B. 直肠与肛凹未接通

C. 尿直肠隔发育不良　　D. 尿生殖窦发育不良

E. 原始直肠发育不良

五、问答题

1. 简述肝憩室的形成与演化。
2. 试述呼吸系统的发生过程。
3. 试述中肠襻的扭转及分化过程中各部肠管的解剖定位。

参考答案

一、名词解释

1. 肝憩室：前肠末端腹侧壁内胚层细胞增生，向外长出的囊状结构称肝憩室。分头尾两支，头支分化为肝，尾支分化为胆囊和胆道。

2. 泄殖腔：原始消化管的后肠末端膨大的囊腔，腹侧有尿囊相连，尾端由泄殖腔膜封闭，称泄殖腔。

3. 喉气管憩室：原始咽尾段底壁正中出现一个纵沟，称喉气管沟；此沟逐渐加深并从尾端向头端愈合形成一盲囊，称喉气管憩室。其为呼吸系统发育的原基。

二、填空题

1. 胚外体腔　脐疝
2. 原始消化管（原肠）　前肠　中肠　后肠　口咽膜　泄殖腔膜　卵黄囊
3. 泄殖腔　尿囊　尿直肠隔　尿生殖窦　膀胱　尿道　原始直肠　直肠　肛管上半段
4. 肠系膜上动脉　逆时针　90°　逆时针　180°
5. 卵黄囊　回肠　美克尔憩室
6. 头支　尾支　头支　肝　尾支　胆　胆总管
7. 背胰芽　腹胰芽　背胰芽　胰头上半部分　胰体　胰尾　腹胰芽　胰头下半部分
8. 咽底壁内胚层　喉　气管　肺芽
9. 气管食管隔　气管食管瘘

三、单项选择题

1. C　解释：胃的背系膜形成大网膜，与胃大弯联系。

2. A　解释：消化管发生过程中，中肠襻围绕肠系膜上动脉旋转。

3. A　解释：尿生殖窦和原始直肠都是泄殖腔的一部分，尿囊是卵黄囊深入体蒂形成的结构。

4. D　解释：胆囊上皮来源于肝憩室尾支的内胚层。

5. B　解释：胰芽演变的结构是胰腺腺泡和导管。

6. D　解释：麦克尔憩室位于回肠下段，距回盲部 40 ~ 50cm 处。

7. A　解释：胰岛细胞来源于胰芽，胰芽发生于前肠末端的内胚层细胞。

8. A　解释：以卵黄蒂为界，将中肠分为头尾两支。

9. C　解释：肠襻逆时针旋转并向腹腔退回时共旋转 270°。

10. B　解释：新生儿透明膜病是因Ⅱ型肺泡细胞发育不良，不能分泌表面活性物质。

11. C　解释：中肠襻先突入脐腔后又退回到腹腔，退回时头支在右侧，尾支在左侧。

12. A　解释：脐粪瘘表现为新生儿脐部经常有粪便状物流出。

13. C　解释：肝憩室分为头支和尾支，头支分化为肝，尾支分化为胆。

14. D　解释：喉气管憩室由喉气管沟变深形成，开口于咽。

四、多项选择题

1. ACDE　解释：咽上皮不是来源于喉气管憩室。

2. ABCE　解释：直肠来源于原始消化管的后肠部分。

3. AB　解释：十二指肠来自原始消化管前肠和中肠两部分。

4. ABCE　解释：胰尾由背胰芽形成。

5. ABCD　解释：胰导管由胰芽形成。

6. ABCE　解释：尿生殖窦发育形成的结构不包括直肠。

五、问答题

1. 简述肝憩室的形成与演化。

胚第 4 周初，前肠末端腹侧壁的内胚层增生，形成一盲囊状结构，称肝憩室，是肝、胆囊和胆道的原基。

肝憩室末端膨大，并分为头、尾两支，头支细胞增殖快，分化成肝细胞索并形成肝板。在肝细胞索之间，卵黄静脉分支与脐静脉分支吻合，发育为中央静脉和肝血窦；包围头支周围的间充质分化成肝的被膜及肝内的结缔组织。

肝憩室的尾支较小，末端膨大形成胆囊，其柄形成胆囊管。肝憩室与十二指肠通连的基部分化发育成为总胆管。

2. 试述呼吸系统的发生过程。

第 4 周初，原始咽尾部底壁正中出现一纵行浅沟，称喉气管沟，此沟逐渐加深，形成一盲囊，称喉气管憩室。位于食管的腹侧，是喉与气管的原基。

喉气管憩室与食管间的间充质增生，形成气管食管隔。第 4 周末，喉气管憩室末端膨大并分为左右两支，称肺芽，形成支气管和肺的原基。肺芽迅速生长并呈树状分支，最终形成支气管树和肺泡上皮细胞。

肺芽周围的间充质分化为结缔组织等肺间质。

3. 试述中肠襻的扭转及分化过程中各部肠管的解剖定位。

肠发生于前肠尾段、中肠和后肠。肠的大部分是由中肠发育演变的，中肠的头部与前肠的尾部共同形成十二指肠，并黏附于腹后壁而被固定。

十二指肠以下的中肠起初为一直管，由于生长速度比胚体快，肠管向腹侧弯曲，形成矢状位的“U”形肠襻，称中肠襻。

肠系膜上动脉伸入襻中，中肠襻的顶部与卵黄蒂相连，卵黄蒂以上的中肠襻为头支，卵黄蒂以下的中肠襻为尾支。胚第 6 周时由于肠襻的迅速生长而腹腔容积小，使中肠襻突入到脐腔中。

中肠襻尾支上形成一个囊状的盲肠突，是盲肠和阑尾的原基。中肠襻在脐腔中以肠系膜上动脉为中轴，逆时针方向旋转 90°，头支从胚体的头侧转向右侧，尾支从胚体的尾侧转向左侧。

至第 10 周时腹腔增大，中肠襻由脐腔退回到腹腔，头支在先，尾支在后，在退入腹腔的同时再逆时针旋转 180°，头支转到肠系膜上动脉的左侧，盘踞于腹腔的中部，分化成空肠和回肠。尾支则位于右侧，退回到腹腔上部形成横结肠。

原在腹腔中部的后肠形成降结肠，降结肠尾段形成乙状结肠。盲肠最初位置很高，位于肝下方，以后下降到右髂窝处，随之形成升结肠。盲肠突远端发育慢，形成阑尾；近端发育快，膨大成盲肠。

Ⅳ. 泌尿系统和生殖系统的发生

一、名词解释

1. 尿生殖嵴
2. 中肾管
3. 初级性索
4. 中肾旁管

二、填空题

1. 胚体时期，尿生殖嵴是由________的组织增生而形成的，此嵴可分为内外两部分，其内侧部为________，其外侧部为________。

2. 中肾的________内侧端膨大并凹陷形成肾小囊，________分支来的毛细血管伸入肾小囊，共同组成中肾的________。

3. 中肾在胚胎早期可能具有排泄功能，当________发生时，中肾随即退化，仅保留________及尾端少量的________，后者演变为男性生殖管道。

4. 后肾起源于________和________。输尿管芽是由左右________近________处向背外侧长出一对盲管。它向胚胎头侧生长，其尾端形成________，头端膨大反复分支形成肾盂和________及________。

5. 生后肾原基是________尾端的中胚层，在集合小管诱导下逐渐分化成“S”形小管，其一端与________的盲端通连，另一端膨大凹陷成________，并与伸入囊内的毛细血管共同组成________，后者又与“S”形小管生长延长形成的________组成________。

6. 生殖系统的发生过程可分为________和________两个阶段。

7. 尿生殖嵴内侧形成长椭圆形隆起，称________，是________的原基。前者的表面上皮增生呈条索状伸入上皮下方的间充质，形成________。

8. 在胚胎发育的第4周末，卵黄囊________迁移出一些大而圆形的________细胞，经过肠背系膜迁移到________内，与后者共同构成未分化的生殖腺。

9. 若胚胎细胞的性染色体为________时，未分化性腺向卵巢分化，初级性索退化，由表面上皮形成新的生殖腺索称________，后者分隔成许多圆形的细胞团，即________，细胞团中央的卵原细胞由________细胞分化而成。

10. 在性未分化时期，胚胎都有两套生殖管道，即________和________，后者由________的上皮内陷卷褶而成，其头端开口于________，上段与中肾管平行，下段合并成一条管道。

11. 若生殖腺分化为睾丸，在睾丸间质细胞分泌的________作用下，邻近睾丸的中肾小管保留，并分化形成附睾的________，其余退化。中肾管头端发育成________，中段变直形成________，尾端形成________和________。

三、单项选择题

1. 中肾的发生中，哪一项描述错误（　　）
   A. 发生于前肾尾侧的中肾嵴内
   B. 中肾小管的一端膨大，并内陷成肾小囊
   C. 中肾小管的外侧端开口于体腔
   D. 中肾管由前肾管演化而来

2. 后肾的发生描述中，哪一项错误（　　）
   A. 后肾演变成终生的肾
   B. 集合小管、肾盏、肾盂来自输尿管芽
   C. 初始位置较高，以后下降至永久位置
   D. 肾单位来自生后肾原基

3. 输尿管芽发生于（　　）
   A. 泄殖腔　　B. 生后肾原基
   C. 中肾旁管　　D. 中肾管

4. 生后肾原基发生于（　　）
   A. 尿生殖嵴内侧　　B. 中肾管
   C. 生肾索尾侧　　D. 生肾索头部

5. 泌尿系统和生殖系统的主要器官均发生于（　　）
A. 间介中胚层　　B. 侧中胚层
C. 轴旁中胚层　　D. 间充质细胞
6. 生后肾原基可演变为（　　）
A. 肾盂　　B. 肾盏
C. 集合小管　　D. 肾小管
7. 输尿管芽可演变为（　　）
A. 肾小囊　　B. 肾小体
C. 细段　　D. 集合小管
8. 肾小管发生于（　　）
A. 前肾管　　B. 中肾管
C. 输尿管芽　　D. 生后肾原基
9. 尿直肠隔位于（　　）
A. 尿生殖窦与泄殖腔之间　　B. 尿生殖窦与直肠之间
C. 尿囊与后肠之间　　D. 尿囊与直肠之间
10. 尿囊退化后残留在体内一部分变为（　　）
A. 脐中韧带　　B. 肝圆韧带
C. 膀胱三角　　D. 脐外侧韧带
11. 膀胱发生的描述中，正确的是（　　）
A. 尿生殖窦上段发育成膀胱　　B. 尿生殖窦中段发育成膀胱
C. 尿囊发育成膀胱　　D. 泄殖腔发育成膀胱
12. 关于泌尿系统先天性畸形成因的描述中，哪一项错误（　　）
A. 多囊肾是因某些肾单位与集合小管未接通所致
B. 异位肾是因后肾始终停留在盆腔而未上移至正常位置
C. 马蹄肾是因两肾上端在发生早期愈合在一起所致
D. 脐尿瘘是因尿囊未闭而残留为瘘管所致
13. 原始生殖细胞发生于（　　）
A. 尿囊内胚层　　B. 卵黄囊内胚层
C. 未分化性腺的初级性索　　D. 生殖腺嵴的表面上皮
14. 未分化性腺的初级性索发生于（　　）
A. 卵黄囊内胚层　　B. 尿囊内胚层
C. 生殖腺嵴表面上皮　　D. 次级性索
15. 睾丸发生时，初级性索不形成（　　）
A. 生精小管　　B. 直精小管
C. 白膜　　D. 支持细胞
16. 睾丸间质细胞来源于（　　）
A. 生殖腺嵴的间充质　　B. 次级性索
C. 初级性索　　D. 中肾管
17. 睾丸支持细胞来源于（　　）

A. 次级性索　　B. 初级性索
C. 中肾管　　D. 中肾旁管

18. 原始卵泡来源于（　）
A. 初级性索　　B. 中肾管
C. 中肾旁管　　D. 次级性索

19. 性未分化时期，胚胎的两套生殖管道是（　　）
A. 中肾小管和中肾管　　B. 中肾管和中肾旁管
C. 中肾小管和中肾旁管　　D. 中肾管和前肾小管

20. 中肾旁管头端开口于（　）
A. 尿生殖窦后壁　　B. 腹腔
C. 泄殖腔　　D. 窦结节两侧

21. 形成女性生殖管道的结构是（　　）
A. 中肾旁管　　B. 中肾管
C. 中肾小管　　D. 前肾管
E. 尿生殖窦

22. 先天性腹股沟疝是由于（　　）
A. 鞘突发育不良
B. 睾丸鞘膜腔过大
C. 腹膜腔与睾丸鞘膜腔之间的通道未闭合
D. 睾丸鞘膜腔未消失

23. 女性生殖管道分化时，由于中肾旁管下段应合并而未合并，所引起的畸形是（　　）
A. 双输尿管　　B. 双子宫
C. 阴道闭锁　　D. 两性畸形

四、多项选择题

1. 关于生后肾原基的描述哪些正确（　）
A. 由中肾嵴尾端中胚层发生　　B. 受输尿管芽的诱导发生
C. 产生集合小管和远端小管　　D. 产生肾单位
E. 外周部分分化为肾被膜

2. 生后肾原基分化形成（　　）
A. 弓形集合小管　　B. 远端小管
C. 细段　　D. 近端小管
E. 肾小囊

3. 在男性，中肾管演变为（　）
A. 输出小管　　B. 附睾管
C. 输精管　　D. 射精管和精囊
E. 膀胱

4. 中肾旁管在女性演变为（　）
A. 输卵管　　B. 子宫

C. 阴道一部分
D. 子宫颈
E. 处女膜

5. 关于阴道板的描述哪些正确（ ）
A. 窦结节增生而成
B. 由实心结构演变成管道
C. 分化形成阴道大部
D. 内端与子宫相通
E. 外端与尿生殖窦腔间隔以处女膜

6. 隐睾导致的不育症原因是（ ）
A. 生精小管缺乏支持细胞
B. 雄激素分泌不足
C. 附睾不通畅
D. 睾丸未降入阴囊
E. 精子发生受影响

7. 关于胎儿睾丸的描述哪些正确（ ）
A. 生精小管管腔大
B. 有支持细胞
C. 无精原细胞
D. 有间质细胞
E. 无内分泌功能

8. 关于胎儿卵巢的描述哪些正确（ ）
A. 原始生殖细胞分化为卵原细胞
B. 卵原细胞分裂增殖
C. 原始卵泡中央为一个次级卵母细胞
D. 胎儿出生前原始卵泡中央为一个初级卵母细胞
E. 部分原始卵泡生长发育，但很快退化

9. 关于真两性畸形的描述哪些正确（ ）
A. 体内有睾丸或卵巢
B. 无性激素
C. 第二性征呈男性或女性
D. 外生殖器男女分辨不清
E. 性染色体属嵌合体

10. 关于女性假两性畸形的描述哪些正确（ ）
A. 体内有卵巢
B. 染色体组型为 46，XX
C. 第二性征似男性
D. 外生殖器男性化
E. 体内含雄激素过多

五、问答题

1. 试述后肾的发生。
2. 简述睾丸的发生。
3. 试述中肾管与中肾旁管的来源、演变。

参考答案

一、名词解释

1. 尿生殖嵴：尿生殖嵴是泌尿系统和生殖系统发生的原基。胚胎发育第 4 周末，生肾索继续增生，从胚体后壁突向体腔，在背主动脉两侧形成左右对称的一对纵行隆起，称尿生殖嵴。

2. 中肾管：胚胎发育第 4 周末前肾小管相继退化，但前肾管的大部分保留，向尾端继续延伸，前肾管改称为中肾管，其尾端开口于泄殖腔。中肾管主要形成男性生殖管道。

3. 初级性索：人胚第 6 周时，生殖腺嵴的表面上皮向其下方的间充质形成许多不规则的上皮细胞索，称初级性索。初级性索主要形成男性睾丸内生精小管、直精小管、睾丸网等。

4. 中肾旁管：中肾旁管由体腔上皮内陷闭合而成，上段位于中肾管的外侧，两者相互平行；中段弯向内侧，越过中肾管的腹面，到达中肾管的内侧；下段的左、右中肾旁管在中线合并。中肾旁管上端开口于腹腔，下端是盲端，突入尿生殖窦。中肾旁管主要形成女性生殖管道。

二、填空题

1. 生肾索　生殖腺嵴　中肾嵴
2. 中肾小管　背主动脉　肾小体
3. 后肾　中肾管　中肾小管
4. 输尿管芽　生后肾原基　中肾管　泄殖腔　输尿管　肾盏　集合小管
5. 生肾索　弓形集合小管　肾小囊　肾小体　肾小管　肾单位
6. 性未分化　性分化
7. 生殖腺嵴　生殖腺　初级性索
8. 内胚层　原始生殖　初级性索
9. XX　次级性索　原始卵泡　原始生殖细胞
10. 中肾管　中肾旁管　中肾嵴　腹腔
11. 雄激素　输出小管　附睾管　输精管　射精管　精囊

三、单项选择题

1. C　解释：中肾小管的外侧端不是开口于体腔，而是延续成中肾管。
2. C　解释：初始位置较低，以后上升至永久位置。
3. D　解释：输尿管芽发生于近泄殖腔的中肾管。
4. C　解释：生后肾原基发生于生肾索尾侧的中胚层。
5. A　解释：泌尿系统和生殖系统的主要器官均发生于间介中胚层。
6. D　解释：其他三个结构均发生于输尿管芽。
7. D　解释：其他三个结构均发生于生后肾原基。
8. D　解释：肾小管发生于生后肾原基。
9. B　解释：尿直肠隔位于泄殖腔内，是尿生殖窦与原始直肠之间的隔。
10. A　解释：尿囊退化后残留在体内一部分变为脐中韧带。
11. A　解释：膀胱发生于尿生殖窦上段。

12. C 解释：马蹄肾是因两肾下端在发生中愈合在一起引起。

13. B 解释：原始生殖细胞发生于卵黄囊内胚层。

14. C 解释：未分化性腺的初级性索发生于生殖腺嵴表面上皮。

15. C 解释：白膜发生于生殖腺嵴表面上皮下方的间充质。

16. A 解释：睾丸间质细胞来源于生殖腺嵴的间充质。

17. B 解释：睾丸支持细胞及生精细胞都来源于初级性索。

18. D 解释：原始卵泡来源于次级性索。

19. B 解释：性未分化时的两套生殖管道是中肾管和中肾旁管。

20. B 解释：中肾旁管头端开口于腹腔，尾端开口于泄殖腔。

21. A 解释：中肾旁管形成女性生殖管道。

22. C 解释：由于腹膜腔与睾丸鞘膜腔之间的通道未闭合，导致肠管进入，形成先天性腹股沟疝。

23. E 解释：中肾旁管下段应合并而未合并，形成双子宫。

四、多项选择题

1. ABDE 解释：集合小管来源于输尿管芽。

2. BCDE 解释：输尿管芽形成弓形集合小管。

3. BCD 解释：输出小管源于中肾小管，膀胱源于泄殖腔。

4. ABCD 解释：处女膜源于窦结节演化的阴道板。

5. ABCDE 解释：窦结节演化的阴道板形成此五部分。

6. DE 解释：隐睾指睾丸未降入阴囊，精子发生功能受影响。

7. BD 解释：胎儿睾丸生精小管无管腔，有精原细胞，有内分泌功能。

8. ABDE 解释：原始卵泡中央为初级卵母细胞。

9. CDE 解释：真两性畸形的体内有睾丸，也有卵巢，有性激素。

10. ABCDE 解释：女性假两性畸形的体内有卵巢，染色体组型为46，XX，外生殖器及第二性征似男性，由体内过多雄激素引起。

五、问答题

1. 试述后肾的发生。

后肾又称永久肾。发生于人胚第5周初，起源于输尿管芽及生后肾原基。输尿管芽是中肾管末端近泄殖腔处向背外侧长出的一个盲管，向胚体背、头侧方向延伸，长入中肾嵴尾端。其末端膨大并反复分支达12级以上，逐渐演变为输尿管、肾盂、肾盏和集合小管。生后肾原基是中肾嵴尾端的中胚层受输尿管芽的诱导而产生的。生后肾原基呈帽状包围在输尿管芽的末端。生后肾原基的外周部分分化形成肾的被膜，内侧部分形成多个细胞团，附于集合小管末端，细胞团逐渐分化形成“S”形小管，一端膨大凹陷形成肾小囊，与伸入囊内的毛细血管球构成肾小体，其余部分分化形成肾小管，末端与弓形集合小管相通。

2. 简述睾丸的发生。

若原始生殖细胞及体细胞膜表面均具有组织相容性Y抗原，则未分化性腺向睾丸方向分化。人胚第7周，在H－Y抗原的影响下，初级性索增殖，并与表面上皮分离，向生殖腺嵴深部生长，分化为细长弯曲的襻状生精小管，其末端相互连接形成睾丸网。此时的生精小管为实心细胞索，只含由初级性索分化来的支持细胞和原始生殖细胞分化来的精原细胞，这种结构状态持续至青春期前。胚第8周时，表面上皮下方的间充质形成白膜，分散在生精小管之间的间充质细胞分化为睾丸间质细胞，并分泌雄激素。雄激素作用于中肾管，发生男性生殖管道。

3. 试述中肾管与中肾旁管的来源、演变。

在中肾的形成中，中肾嵴内相继形成许多横行的中肾小管，其外侧端与向尾侧延伸的前肾管通连后，前肾管即改称为中肾管。中肾旁管由中肾嵴的上皮内陷卷摺而形成。中肾管与中肾旁管分别形成男或女性生殖管道。

在男性中肾旁管退化，中肾管发育。中肾管头侧发育成弯曲的附睾管，中段变直形成输精管，尾端形成射精管和精囊。在女性中肾管退化，头端开口于腹腔，上段与中肾管平行，下段合并成一条管，尾端为盲端，伸到尿生殖窦的背侧壁，在窦腔内形成一隆起，称窦结节。在女性中肾管退化，中肾旁管发育。中肾旁管上段和中段形成输卵管，下段愈合发育形成子宫和阴道穹窿部。此外在男女两性的中肾管尾端发生的输尿管芽参与后肾的形成。

（承德医学院　王春艳）

V. 心血管系统的发生

一、名词解释

1. 血岛
2. 心管
3. 球室襻
4. 心内膜垫
5. 卵圆孔
6. 室间隔缺损
7. 法洛四联症

二、填空题

1. 胚胎第15～16天，卵黄囊壁________细胞聚集并增殖形成许多细胞团，称之为________。其周边的细胞分化为________，围成________即________；其中央的细胞分化为________，即________。

2. 人胚发育第3周末，胚内外的原始内皮管网在经体蒂处彼此逐渐沟通，形成________，并开始________。

3. 心脏发生中，由于心管各部生长的速度不同，使心管出现三个膨大，从头端向尾端依次为________、________和________。

4. 胎儿出生后，肺循环建立，这时________内压力大于________，于是第一房间隔和第二房间隔紧贴，使________关闭。

5. 胎儿出生后，其血循环发生了下列相应的变化：脐动脉、脐静脉和静脉导管闭锁，分别形成________、________和________。

6. 室间隔缺损分为________和________两种情况。以________较多见，其原因是由于________或________发育不良，在室间隔膜部形成时不能和室间隔肌部融合所致。

7. 法洛四联症包括________、________、________和________。

三、单项选择题

1. 人胚胎开始血液循环的时间是(　　)

A. 第 3 周末　　B. 第 4 周末

C. 第 5 周末　　D. 第 6 周末

2. 心血管系统起源于(　　)

A. 内胚层　　B. 中胚层

C. 外胚层　　D. 内胚层和中胚层

3. 血岛出现的时间大约是(　　)

A. 胚第 2 周初　　B. 胚第 15 天左右

C. 胚第 18 ~ 20 天　　D. 胚第 3 周末

4. 组成原始心血管系统的动脉不包括(　　)

A. 背主动脉　　B. 卵黄动脉

C. 脐动脉　　D. 动脉导管

5. 参与心房分隔的有(　　)

A. 第一隔和第二隔　　B. 房间隔和心内膜垫

C. 房间隔和动脉球嵴　　D. 房间隔和膜性室间隔

6. 心内膜垫(　　)

A. 发生于动脉干和心球内

B. 将原始心房分隔为左、右心房

C. 是心肌膜增生形成的隆起

D. 背、腹心内膜垫彼此相向生长并融合

7. 心房分隔时，原发孔(　　)

A. 由原发隔上端吸收而成

B. 由原发隔游离缘与心内膜垫组织融合而封闭

C. 由继发隔形成的瓣膜覆盖

D. 持续存在，至出生后才封闭

8. 房间隔上的卵圆孔(　　)

A. 在继发隔上，位于继发孔上端，左侧被原发隔覆盖

B. 在原发隔上，位于继发孔上端，左侧被继发隔覆盖

C. 在原发隔上，位于继发孔下端，左侧被继发隔覆盖

D. 在继发隔上，位于继发孔下端，左侧被原发隔覆盖

9. 卵圆孔瓣是(　　)

A. 第一房间隔　　B. 第二房间隔

C. 第一房间隔和第二房间隔　　D. 心内膜垫向上突起的组织

10. 胎儿出生后，脐静脉闭锁成为(　　)

A. 静脉韧带　　B. 脐中韧带

C. 脐外侧韧带　　D. 肝圆韧带

11. 胎儿出生后血液循环改变的主要原因是(　　)

A. 胎盘血液循环中断，卵圆孔关闭　　B. 卵圆孔关闭，肺开始呼吸

C. 肺开始呼吸，动脉导管关闭　　D. 胎盘血液循环中断，肺开始呼吸

12. 室间孔封闭的时间是(　　)

A. 胚胎第 7 周末　　B. 胚胎第 6 个月

C. 胚胎第 10 个月　　D. 出生后 1 个月

13. 胎儿血液循环中含氧量最高的血管是(　　)

A. 脐静脉　　B. 下腔静脉

C. 主动脉　　D. 脐动脉

14. 法洛四联症是指(　　)

A. 肺动脉狭窄，室间隔缺损，主动脉骑跨、右心室肥大

B. 肺动脉狭窄，室间隔缺损，主动脉骑跨、左心室肥大

C. 主动脉狭窄，室间隔缺损，肺动脉骑跨、左心室肥大

D. 主动脉狭窄，室间隔缺损，肺动脉骑跨、右心室肥大

四、多项选择题

1. 原始心血管系统的组成包括(　　)

A. 一对心管　　B. 一对卵黄动脉

C. 一对前主静脉　　D. 一对脐静脉

E. 六对弓动脉

2. 心内膜垫(　　)

A. 是房室管心内膜下组织增生所形成

B. 参与原始心房的分隔

C. 相互融合将房室管分隔为左、右房室孔

D. 参与动脉干的分隔

E. 参与原始心室的分隔

3. 室间隔的发生与以下有关(　　)

A. 室间隔肌部　　B. 心内膜垫

C. 心球嵴　　D. 球室沟

E. 室间沟

4. 胎儿血液循环的特点是(　　)

A. 一条脐动脉和两条脐静脉通向胎盘　　B. 脐静脉血含氧和营养最丰富

C. 脐静脉血输入肝内　　D. 右心房血经卵圆孔入左心房

E. 右心室血经室间孔入左心室

5. 卵圆孔未闭形成的原因可能是(　　)

A. 第一房间隔吸收面积过大　　B. 第二房间隔发育不全

C. 卵圆孔瓣出现许多穿孔　　D. 心内膜垫发育不全

E. 动脉干分隔不均

6. 心血管系统的常见畸形有(　　)

A. 房间隔缺损　　B. 室间隔缺损

C. 左心室肥大　　D. 动脉导管未闭

E. 动脉干分隔异常

7. 动脉干分隔异常可能造成(　　)

A. 房间隔缺损　　B. 室间隔缺损

C. 法洛四联症　　D. 动脉导管狭窄

E. 主动脉和肺动脉错位

五、问答题

1. 简述胚胎原始心房的分隔过程。
2. 简述卵圆孔未闭产生的原因。
3. 试述胎儿血液循环途径、特点及出生后的变化。

参考答案

一、名词解释

1. 血岛：胚胎第3周初，在卵黄囊壁的胚外中胚层内，间充质密集而成的细胞团，即为血岛。血岛周边细胞变扁，分化为内皮，血岛变成内皮管；血岛中央的细胞变圆，分化为造血干细胞。内皮管的内皮不断延伸，与邻近内皮管相连而成血管网。

2. 心管：为早期管状的心脏。心管头端与动脉相连，尾端与静脉相连，血流从心管的尾端流向头端。由于心管的不均等生长，形成4个膨大，从头至尾依次为心球、心室、心房和静脉窦。

3. 球室襻：是心管弯曲生长中，形成的襻状结构。由于心管头尾端分别与动脉和静脉连接而被固定；心管膨大从头至尾依次为心球、心室、心房和静脉窦；心管生长比心包膜扩大的速度快，心球与心室凸向右、腹尾侧方向生长，使两者形成U形弯曲，即称球室襻。

4. 心内膜垫：在房室管处，背腹侧内膜组织发生的一对隆起结构，即称心内膜垫。该垫对向生长并融合，将房室管分隔成左、右房室孔。房室孔周围组织增生，各成为二尖瓣和三尖瓣。

5. 卵圆孔：房间隔的第二房间隔下部保留的孔。该孔由第一房间隔覆盖而成为卵圆孔瓣。保证胎儿时期血流从右心房向左心房，后到左心室而不倒流回右心房。出生后，肺呼吸功能开始，从肺静脉回流入左心房的血大增；又因右心房在断脐后，脐静脉回流血中断，右心房血压降低，左心房比右心房的血压高，因此卵圆孔瓣永久地关闭卵圆孔。从右心房观看，房间隔上的卵圆孔变成卵圆窝。

6. 室间隔缺损：分为室间隔膜部缺损和室间隔肌部缺损两种情况。以室间隔膜部缺损较多见，其原因是由于心内膜垫或心球嵴发育不良，在室间隔膜部形成时不能和室间隔肌部融合所致。室间隔肌部缺损较为少见，主要是由于肌性隔形成时心肌膜组织过度吸收造成。

7. 法洛四联症：是一种常见的先天性心脏病，包括肺动脉狭窄、室间隔缺损、主动脉骑跨和右心室肥大。此种畸形发生的主要原因是动脉干分隔不均，致使肺动脉狭窄，主动脉跨于左右心室，室间隔膜部缺损；右心室肥大是肺动脉狭窄所致。

二、填空题

1. 胚外中胚层的间充质　血岛　内皮细胞　内皮管　原始血管　原始血细胞　造血干细胞

2. 原始心血管系统　血液循环

3. 心球　原始心室　原始心房

4. 左心房　右心房　卵圆孔

5. 脐外侧韧带　肝圆韧带　静脉韧带

6. 室间隔膜部缺损　室间隔肌部缺损　室间隔膜部缺损　心内膜垫　心球嵴

7. 肺动脉狭窄　主动脉骑跨　室间隔缺损　右心室肥大

三、单项选择题

1. A　解释：心血管系统是胚胎发生中功能活动最早的系统，约在第 3 周末开始血液循环，使胚胎很早即能有效地获得养料和排除废物。

2. B　解释：心血管系统是由中胚层分化而来，首先形成的是原始心血管系统，在此基础上再经过生长、合并、新生和萎缩等改建过程而完善。

3. B　解释：人胚胎第 15 ~ 16 天左右，在卵黄囊壁的胚外中胚层内首先出现许多血岛，它是间充质细胞密集而成的细胞团。

4. D　解释：原始心血管系统的动脉包括背主动脉 1 对，位于原始肠管的背侧。以后从咽至尾端的左、右背主动脉合并成为一条，沿途发出许多分支。从腹侧发出数对卵黄动脉，分布于卵黄囊，还有一对脐动脉经体蒂分布于绒毛膜。从背侧发出许多成对的节间动脉，从两侧还发出其他一些分支。在胚胎头端还有 6 对弓动脉，分别穿行于相应的鳃弓内，连接背主动脉与心管头端膨大的动脉囊。

5. A　解释：第一房间隔为心房头端背侧壁正中线发生的镰状薄膜。第二房间隔位于第一房间隔右方，自心房头方腹侧壁发生的镰状隔膜。

6. D　解释：第 4 周末，房室管背侧壁和腹侧壁的心内膜组织增生，各形成一个隆起，称心内膜垫。两个心内膜垫对向生长，互相融合，将房室管分为左、右房室孔。房室孔处的心内膜组织局部增厚，形成心瓣膜，左侧为二尖瓣，右侧为三尖瓣。

7. B　解释：大约在心内膜垫发生的同时，心房的头端背侧壁的正中线处发生一个镰状薄膜，称第一房间隔或原发隔，它向心内膜垫的方向生长，隔的下缘与心内膜垫之间留有一孔，称第一房间孔或原发孔。因此原发孔是由原发隔游离缘与心内膜垫组织融合而封闭。

8. D 解释：卵圆孔是指第二房间隔与心内膜垫之间留有的卵圆形孔。卵圆孔瓣膜为覆盖卵圆孔的第一房间隔部分。

9. A 解释：卵圆孔的左侧被第一房间隔遮盖，称这部分第一房间隔组织为卵圆孔瓣。

10. D 解释：胎儿出生后脐静脉闭锁成为脐部至肝的肝圆韧带。

11. C 解释：胎儿出生后，胎盘血循环中断。新生儿肺开始呼吸活动，动脉导管、静脉导管和脐血管均废用，血液循环遂发生一系列改变。

12. A 解释：第4周末，心室底壁的心尖处发生一半月形的肌性隔膜，称室间隔肌部，其向心内膜垫的方向生长，但其上缘凹陷处与心内膜垫之间留有一孔，称室间孔，直至第7周末，室间孔由来自左、右心球嵴及心内膜垫的室间隔膜部封闭。

13. A 解释：胎儿的营养与气体交换是通过胎盘与脐血管来完成的。脐静脉血是纯氧合血，来自于胎盘而不是肺。

14. A 解释：法洛四联症比较常见，包括四个畸形：肺动脉狭窄、室间隔缺损、主动脉骑跨、右心室肥大。

四、多项选择题

1. ABCDE 解释：原始心血管系统左右对称，包括：心管1对；动脉，背主动脉1对、卵黄动脉数对、脐动脉1对、许多成对的节间动脉、弓动脉6对；静脉，前主静脉1对、后主静脉1对，左右总主静脉、卵黄静脉和脐静脉各1对。

2. ABCE 解释：心内膜垫是连接心房和心室的房室管的背壁、腹壁所生成的心内膜突起，它与心房、心室间的中隔形成及房室瓣的形成有关。

3. ABC 解释：室间隔包括肌部和膜部。室间隔膜部由心球嵴、心内膜垫的心内膜下组织延伸相互愈合而成。

4. BCD 解释：胎儿正常血液循环特点：①胎儿的营养与气体交换是通过胎盘与脐血管来完成的。脐静脉血是纯氧合血，来自于胎盘而不是肺。②只有体循环，几乎无肺循环。③胎儿体内绝大部分是混合血。④静脉导管、卵圆孔及动脉导管是胎儿血液循环中的特殊通道。⑤胎儿时期肝血的含氧量最高，心、脑、上肢次之，而下半身血的含氧量最低。

5. ABC 解释：卵圆孔未闭，可因下列原因产生：①卵圆孔瓣出现许多穿孔；②原发隔在形成继发孔时过度吸收，形成短的卵圆孔瓣，不能完全遮盖卵圆孔；③继发隔发育不全，形成异常大的卵圆孔，正常发育的原发隔形成卵圆孔瓣未能完全关闭卵圆孔；④原发隔过度吸收，同时继发隔又形成大的卵圆孔，导致更大的房间隔缺损。此外，心内膜垫发育不全，原发隔不能与其融合，也可造成房间隔缺损。

6. ABDE 解释：心血管系统的常见畸形有：①房间隔缺损，最常见为卵圆孔未闭；②室间隔缺损；③法洛四联症；④动脉干和心球分隔异常；⑤动脉导管未闭。

7. BCE 解释：动脉干和心球的分隔异常包括：①大动脉移位；②主动脉和肺动脉错位或狭窄；③法洛四联症：肺动脉狭窄、室间隔缺损、主动脉骑跨、右心室肥大。

五、问答题

1. 简述胚胎原始心房的分隔过程。

原始心房顶部背侧壁组织向心内膜垫长出一半月形矢状隔，称原发隔（第一房间隔）。其游离缘和心内膜垫之间保留一通道，称原发孔（第一房间孔）。原发孔逐渐缩小，原发隔和心内膜垫融合而封闭。原发孔融合、封闭前，原发隔上方组织又出现穿孔，称为继发孔（第二房间孔）。原始心房被分隔成左右两部分，继发孔可交通左右心房。

2. 简述卵圆孔未闭产生的原因。

（1）卵圆孔瓣有多个穿孔。

（2）原发隔吸收过多，卵圆孔瓣短小，不能完全遮盖卵圆孔。

（3）继发隔发育不全，卵圆孔偏大。

（4）原发隔吸收过多，继发隔上又有过大的卵圆孔。

3. 试述胎儿血液循环途径、特点及出生后的变化。

胎儿出生后，胎盘血循环中断，肺开始呼吸，其血循环的变化：

（1）脐静脉闭锁，成为由脐部至肝的肝圆韧带，脐动脉大部分闭锁成为脐外侧韧带，仅近侧段保留成为膀胱上动脉。

（2）肝的静脉导管闭锁，成为静脉韧带。

（3）出生后脐静脉闭锁，从下腔静脉注入右心房的血液减少，右心房压力降低，同时肺开始呼吸，肺静脉回心血量增多，左心房压力增高，使卵圆孔封闭形成卵圆窝。

（4）由于肺开始呼吸，肺循环血流量增大，动脉导管因平滑肌收缩而呈关闭状态；出生后2～3个月由于内膜增生，动脉导管闭锁成为动脉韧带。

（辽宁中医药大学　王旭）

Ⅵ. 中枢神经系统的发生、Ⅶ. 眼与耳的发生

一、名词解释

1. 神经上皮
2. 脑泡
3. 无脑畸形
4. 脊髓裂
5. 视杯
6. 听板
7. 先天性白内障

二、填空题

1. 神经系统来源于________，由________和________分化而成。

2. 神经上皮是________上皮。套层由________和________构成。

3. 脊髓由________的尾段分化而成。基板形成脊髓灰质的________，翼板形成脊髓灰质的________。

4. 神经管的头段形成三个膨大的脑泡分别称________、________和________。

5. ________脑泡的腔演变为侧脑室和第三脑室；________脑泡的腔形成狭窄的中脑导水管；________脑泡的腔演变为第四脑室。

6. 若前神经孔未闭，可导致相应节段的________。

7. 眼的各部分是由________、________ 、________及其周围的 ________分化形成的。

8. 视泡远端膨大凹陷形成________，视泡近端变细形成________。视泡可诱导________形成。

9. 听泡可生长分化形成________和________。

10. 第一鳃沟凹陷形成________。第一鳃沟周围的间充质增生，在外耳道口两侧形成 6 个________，以后相互融合形成________ 。

三、单项选则题

1. 诱导神经管形成的结构是(　　)
   A. 体节　　B. 原沟
   C. 原条　　D. 脊索

2. 神经系统的发生来源于(　　)
   A. 胚外中胚层　　B. 中胚层
   C. 内胚层　　D. 外胚层

3. 室管膜层位于(　　)
   A. 套层的内侧　　B. 套层的外侧
   C. 套层与边缘层之间　　D. 边缘层的内侧

4. 前脑泡的头端以后演变为(　　)
   A. 大脑半球　　B. 间脑
   C. 桥脑　　D. 小脑

5. 晶状体泡来自(　　)
   A. 前脑　　B. 中脑
   C. 菱脑　　D. 周围的间充质

6. 角膜来自(　　)
   A. 视杯　　B. 体表外胚层
   C. 神经外胚层　　D. 视泡

7. 视泡的形成(　　)
   A. 前脑侧壁突出　　B. 中脑侧壁突出
   C. 菱脑侧壁突出　　D. 桥脑侧壁突出

8. 可诱导听板形成的是(　　)
   A. 前脑　　B. 中脑

C. 菱脑
D. 桥脑

四、多项选则题

1. 神经管可分化为（　　）
   A. 脑
   B. 脊髓
   C. 神经垂体
   D. 神经节
   E. 松果体
2. 菱脑泡可演变为(　　)
   A. 桥脑
   B. 小脑
   C. 端脑
   D. 脊髓
   E. 延髓
3. 与各种神经核形成有关的结构(　　)
   A. 前脑
   B. 中脑
   C. 菱脑
   D. 后脑
   E. 末脑
4. 听泡外方的间充质参与形成(　　)
   A. 三个半规管和椭圆囊的上皮
   B. 球囊和耳蜗管的上皮
   C. 骨迷路
   D. 膜迷路的结缔组织
   E. 膜迷路的上皮部分
5. 与视杯相符的是(　　)
   A. 一双层杯状结构
   B. 晶状体板内陷入视杯内
   C. 晶状体泡在视杯内
   D. 形成视网膜的色素上皮层
   E. 形成视网膜的神经层
6. 遗传性耳聋的病因（　　）
   A. 内耳发育不全
   B. 听小骨发育缺陷
   C. 耳蜗神经发育不良
   D. 外耳道闭锁
   E. 使用大量链霉素

五、问答题

1. 简述脑的发生。
2. 简述内耳的发生。

参 考 答 案

一、名词解释

1. 神经上皮：指早期神经管管壁的假复层柱状上皮。
2. 脑泡：指胚发育到第 4 周末，神经管的头段形成的三个膨大。
3. 无脑畸形：指由于前神经孔未闭，端脑或神经管的头端脑部不发育所致。

4. 脊髓裂：指因前神经孔未闭导致，常伴有相应节段的脊髓裂。
5. 视杯：指视泡远端膨大凹陷形成的一双层杯状结构。
6. 听板：指第 4 周初菱脑两侧的表面外胚层在菱脑的诱导下增厚而形成。
7. 先天性白内障：指晶状体混浊不透明，呈灰白色，属于常染色体显性遗传。

二、填空题

1. 神经外胚层　神经管　神经嵴
2. 假复层柱状　成神经细胞　成神经胶质细胞
3. 神经管　前角　后角
4. 前脑泡　中脑泡　菱脑泡
5. 前　中　菱
6. 脊髓裂
7. 视杯　视柄　晶状体泡　间充质
8. 视杯　视柄　晶状体板
9. 前庭囊　耳蜗囊
10. 外耳道　耳丘　耳廓

三、单项选则题

1. D　解释：脊索诱导神经管的形成。
2. D　解释：神经系统的发生来源于由外胚层形成的神经管。
3. C　解释：室管膜层位于套层与边缘层之间，为一层立方形或矮柱状细胞层。
4. A　解释：前脑泡的头端以后演变为大脑半球。
5. A　解释：晶状体泡来自于前脑。
6. B　解释：角膜来自于体表外胚层。
7. A　解释：视泡由前脑侧壁突出形成。
8. C　解释：菱脑两侧的表面外胚层在菱脑的诱导下形成听板。

四、多项选则题

1. ABCE　解释：神经节是由神经嵴分化而来的。

2. ABE　解释：菱脑泡演变为后脑和末脑，而后脑则演变为桥脑和小脑，末脑演变为延髓。

3. BDE　解释：中脑、后脑和末脑中的套层细胞多聚集成细胞团或柱，形成各种神经核。

4. CD　解释：听泡发育形成膜迷路的上皮部分，而听泡外方的间充质形成膜迷路的结缔组织及骨迷路。

5. ABCDE　解释：视杯为一双层杯状结构，其外层分化为视网膜的色素上皮层，其内层分化形成视网膜的神经层。晶状体板内陷入视杯内，与表面的外胚层脱离，形成晶状体泡。

6. ABCD　解释：遗传性耳聋主要由内耳发育不全、听小骨发育缺陷、耳蜗神经发育不良或外耳道闭锁等原因所致；非遗传性耳聋与妊娠早期感染风疹病毒、使用大量链霉素等有关。

五、问答题

1. 简述脑的发生。

脑由神经管的头段分化而来。第 4 周末，神经管的头段形成三个膨大，分别称前脑泡、中脑泡和菱脑泡。前脑泡的头端发育成左右两个端脑（以后演变为大脑半球）；尾端则形成间脑。中脑泡演化为中脑。菱脑泡演变为后脑（以后演变为桥脑和小脑）和末脑（演变为延髓）。同时，前脑泡的腔演变为侧脑室和第三脑室；中脑泡的腔形成狭窄的中脑导水管；菱脑泡的腔演变为第四脑室。脑两侧壁的套层则增厚，形成背部的翼板和腹部的基板。间脑和端脑的套层大部分形成翼板。端脑套层中的大部分细胞形成大脑皮质；少部分形成神经核。中脑、后脑和末脑中的套层细胞多聚集成细胞团或柱，形成各种神经核，翼板中的神经核多为感觉核，基板中的神经核多为运动核。

2. 简述内耳的发生。

第 4 周初，菱脑两侧的表面外胚层在菱脑的诱导下增厚，称听板。听板凹陷，并与外胚层分离，形成听泡。听泡初始为梨形，以后向背、腹方向延伸生长，形成前庭囊和耳蜗囊，前庭囊形成三个半规管和椭圆囊的上皮；耳蜗囊形成球囊和耳蜗管的上皮。由此听泡就发育成了膜迷路的上皮部分。听泡外方的间充质形成膜迷路的结缔组织及骨迷路。

（山东中医药大学　刘黎青）

第二十章 先天性畸形

一、名词解释

1. 先天性畸形
2. 致畸敏感期

二、填空题

1. 先天性畸形是由胚胎发育________而导致的、以________异常为主要特征的先天性疾病，是一类最常见的________缺陷。

2. 研究先天畸形的科学称为________。

3. 在人类的各种先天畸形中，因遗传因素导致的畸形占________，它包括________和________。

4. 基因突变指________分子中碱基________或________发生变化，而染色体外形________。基因突变所致的遗传病主要表现在________或________方面。

5. 影响胚胎发育的环境包括________、________和________。

6. 能引起先天畸形的环境因素统称为________，包括________、________、________、________、________五大方面。

7. 在遗传因素与环境因素相互作用中，衡量遗传因素所起作用大小的指标称________，用________表示。

8. 处于不同发育阶段的胚胎对致畸因子作用的敏感程度不同，最易发生畸形的发育时期称________。

9. 胚期的胚胎细胞分裂、分化________，代谢________，________受到致畸因子的干扰，是胚胎发育过程中的________。

10. 胎儿期对致畸因子的敏感性________，致畸因子多影响________结构和功能，一般无________水平的畸形。

11. 做好孕期保健是防止环境因素致畸的重要措施，孕期保健主要包括________、________、________和________。

三、单项选择题

1. 各种先天性畸形中，最常见的原因（　　）

A. 遗传因素　　B. 遗传因素与环境因素共同作用
C. 环境因素　　D. 基因突变

2. 大多数器官的致畸敏感期在人胚胎发育的（　　）
A. 第2~4周　　B. 第3~5周
C. 第2~4个月　　D. 第3~8周

3. 哪一项不属于致畸因子（　　）
A. 酒精及香烟中的尼古丁　　B. 各种射线
C. 风疹病毒　　D. 基因突变

四、多项选择题

1. 引起先天畸形的遗传因素有（　　）
A. 染色体数目异常　　B. 染色体结构异常
C. 过量饮酒　　D. 脐带缠绕
E. 基因突变

2. 致畸敏感期（　　）
A. 最易发生畸形的胚胎发育时期
B. 与致畸因子的作用强度有关
C. 与胚胎的遗传特性有关
D. 与该发育阶段胚胎细胞的分裂速度有关
E. 与胚胎分化程度密切相关

3. 常用的产前检查方法有（　　）
A. 羊水检查　　B. 绒毛膜活检
C. B型超声波　　D. γ射线
E. 胎儿镜

五、问答题

1. 试述先天性畸形的发生原因。
2. 试述先天性畸形的预防措施。

参考答案

一、名词解释

1. 先天性畸形：先天性畸形是由胚胎发育紊乱而导致的、以形态结构异常为主要特征的先天性疾病，是一类最常见的出生缺陷。

2. 致畸敏感期：处于不同发育阶段的胚胎对致畸因子作用的敏感程度不同，最易发生畸形的发育时期称致畸敏感期。

二、填空题

1. 紊乱 形态结构 出生
2. 畸形学
3. 25% 染色体畸变 基因突变
4. DNA 组成 排列顺序 未见异常 微观结构 功能
5. 胚胎微环境 母体内环境 母体外环境
6. 致畸因子 生物性致畸因子 物理性致畸因子 化学性致畸因子 致畸性药物 其他致畸因子
7. 遗传度 百分率
8. 致畸敏感期
9. 活跃 旺盛 极易 致畸敏感期
10. 降低 组织 器官
11. 预防感染 谨慎用药 戒除烟酒 避免和减少射线照射 合理营养

三、单项选择题

1. B 解释：在人类的各种先天畸形中，约有25%为遗传因素所致，10%为环境因素所致，65%为环境和遗传因素相互作用或原因不明。

2. D 解释：胚期（第4~8周），细胞分裂、分化活跃，代谢旺盛，极易受到致畸因子的干扰，是胚胎发育过程中的致畸敏感期。

3. D 解释：基因突变指DNA分子中碱基的组成或排列顺序发生变化，是引起先天畸形的遗传因素。

四、多项选择题

1. ABE 解释：引起先天畸形的遗传因素有两种，一是染色体数目与结构的异常，即染色体畸变；二是基因的异常，即基因突变。

2. ABCDE 解释：胚胎发育是连续的过程，但也有一定的阶段性。发育中的胚胎受到致畸因子作用后，是否发生畸形，不仅与致畸因子的作用强度及胚胎的遗传特性有关，而且与该发育阶段胚胎细胞的分裂速度、分化程度密切相关。处于不同发育阶段的胚胎对致畸因子作用的敏感程度不同，最易发生畸形的发育时期称致畸敏感期。

3. ABCE 解释：γ射线是对人类有致畸作用的物理性致畸因子之一，不能作为常用的产前检查方法。

五、问答题

1. 试述先天性畸形的发生原因。

先天性畸形是由胚胎发育紊乱而导致的、以形态结构异常为主要特征的先天性疾病，是一类最常见的出生缺陷。在人类的各种先天畸形中，约有25%为遗传因素所致，10%为环境因素所致，65%为环境和遗传因素相互作用或原因不明。

（1）遗传因素。引起先天畸形的遗传因素有两种，一是染色体数目与结构的异常，即染色体畸变；二是基因的异常，即基因突变。染色体数目异常表现为染色体数目的增加或减少，可发生在常染色体，也可发生在性染色体。染色体结构异常多为染色体断裂，其断片发生缺失、易位、倒置、重复等。基因突变指 DNA 分子中碱基的组成或排列顺序发生变化，而染色体外形未见异常。基因突变所致的遗传病主要表现在微观结构或功能方面。

（2）环境因素。尽管胚胎在整个发育过程中都受着胎盘屏障的保护，但环境中的某些因子仍会直接或间接地干扰胚胎的正常发育，引起先天畸形，甚至胚胎死亡。影响胚胎发育的环境包括胚胎微环境、母体内环境和母体外环境。能引起先天畸形的环境因素统称为致畸因子。致畸因子对胚胎的损伤程度取决于致畸因子、母体及胎儿的整体相互作用。通常，一种致畸因子可引起多种畸形，而同种畸形也可以由多种致畸因子引起。致畸因子主要包括：生物性致畸因子（风疹病毒、巨细胞病毒、单纯疱疹病毒、弓形体、梅毒螺旋体等）、物理性致畸因子（电离辐射及机械性压迫和损伤）、化学性致畸因子（工业"三废"、农药、某些食品添加剂和防腐剂）、致畸性药物（抗肿瘤药、抗惊厥药、抗生素、抗凝血剂及抗甲状腺药），吸烟、酗酒、缺氧、严重营养不良等。

（3）遗传因素与环境因素共同作用。在先天畸形的发生中，遗传因素与环境因素的相互作用是十分明显的。一方面，环境致畸因子可引起基因突变或染色体畸变，进而导致胚胎发育异常；另一方面，胚胎的基因型（遗传因素）可决定并影响胚胎对环境致畸因子的易感程度。每个胚胎的遗传特性，即基因型可决定并影响胚胎对环境致畸因子的易感程度，对致畸因子敏感性存在种间差异。

2. 试述先天性畸形的预防措施。

随着社会的发展，人口素质的提高，预防先天性畸形的发生已成为当今世界人口控制中一项极为重要的课题。遗传咨询是防止由遗传因素所致先天性畸形发生的重要措施。凡出现过遗传性先天畸形患者的家族、多次出现过同样疾患的家族和先天性智力发育不全的家族，均应该进行遗传咨询。避免近亲结婚是预防遗传性畸形的一个重要方面。血缘关系越近，相同的基因也越多，因此近亲结婚所生子女纯合型基因对的几率越高。如果一个家族中有一个隐性致畸基因，近亲结婚所生子女就有很大的可能出现畸形。除避免近亲结婚外，双方的双亲中都有人患有严重的相同隐性遗传病，也不宜婚配。做好孕期保健是防止环境因素致畸的重要措施。

孕期保健主要包括：①预防感染；②谨慎用药；③戒除烟酒；④避免和减少射线照射；⑤合理营养。如果说防止畸形的发生是一级预防，通过产前诊断，防止严重畸形儿的出生就是二级预防。对有遗传病家族史的夫妇、生过畸形儿或有多次自然流产、死胎的孕妇，以及孕期接触各种环境致畸因子的孕妇，产前诊断是十分必要的。常用的产前检查方法有：羊水检查、绒毛膜活检、B 型超声波、胎儿镜等。

（山东中医药大学　赵海军）